AF773479

Dr. med. Eberhard Biesinger

Tinnitus – Endlich Ruhe im Ohr

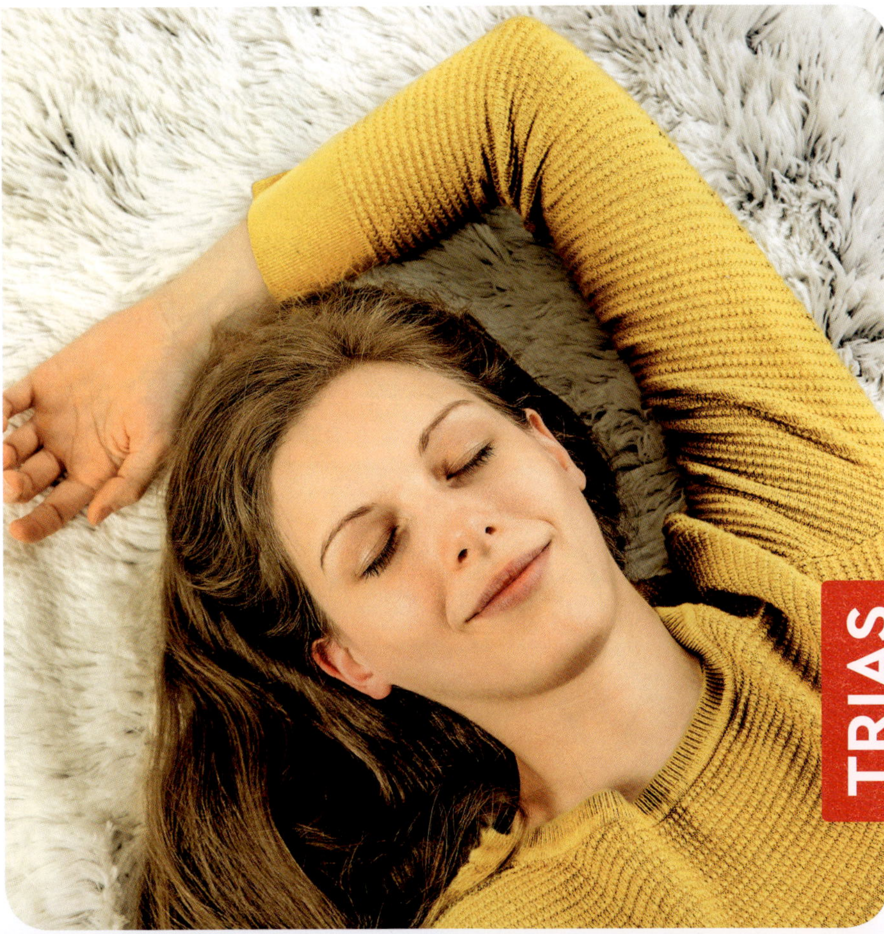

TRIAS

6 **Geleitwort**

8 **Vorwort zur 3. Auflage**

10 **STOPP!**

15 Basiswissen

16 **Hören Sie die Alarmglocken?**

16 Achtsames Hören

18 Unser Ohr ist in Gefahr

20 Wie werden Geräusche psychoakustisch verarbeitet?

23 **Wie Gehör und Hören funktionieren**

23 Ein Blick in die Welt des Hörens: die Gehörorgane

30 Vom Ohr zum Gehirn: Die zentrale Hörbahn

43 Dem Tinnitus auf den Grund gehen

44 **Ursachen des Tinnitus**

44 Mögliche Ursachen subjektiver Ohrgeräusche

45 Mögliche Ursachen objektiver Ohrgeräusche

Exkurse

70 Spezielle Ergebnisse der Audiometrie

138 Die häufigsten Fragen zu den Hörgeräten

150 Tipps und Informationen zum Thema Schlafen

176 Tinnitus in der Geschichte

56 **Stress und Tinnitus**

59 Was Sie gegen Stress tun können

60 **Schwindel und Tinnitus: Der Morbus Menière**

61 Die medizinische Behandlung des Morbus Menière

63 Was tun beim akuten Schwindelanfall?

67 Diagnostik des Tinnitus

68 **Apparative Diagnostik**

68 Stimmgabelversuch

68 Audiogramm – Wie gut hören Sie?

69 Tympanometrie – Test für das Mittelohr

69 Otoakustische Emissionen – Töne, die das Ohr produziert

72 Die Tinnitus-Bestimmung

72 Die Messung der Residualen Inhibition

72 Die Analyse der Hörnerven

75 **Bildgebende Diagnostik**

76 Weitere bildgebende Verfahren

78 **Diagnostik: die psychische Belastung**

81 **Diagnostik: Halswirbelsäule und Kiefergelenk**

81 Die Halswirbelsäule

84 Das Kiefergelenk

86 Somatosensorischer Tinnitus

90 **Die Chefetage: Das Gehirn**

90 Neurone auf dem Weg zum Chaos

91 Neuronales Netzwerk

Biesinger
Tinnitus –
Endlich Ruhe im Ohr

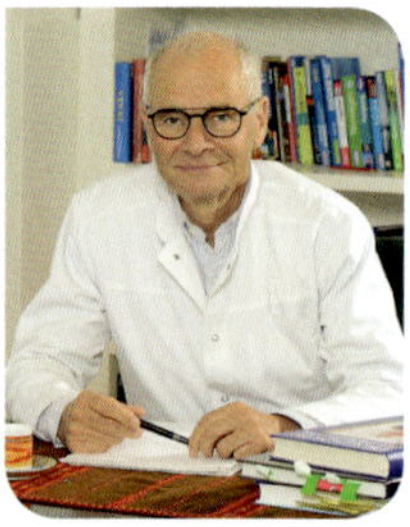

Dr. med. Eberhard Biesinger ist HNO-Arzt in Lindenberg/Allgäu. Für sein Engagement für Tinnitus-Patienten wurde er von der Deutschen Gesellschaft für HNO-Heilkunde mit dem Hofmann-und-Heermann-Preis ausgezeichnet. Seit 2010 ist er in der Bestenliste des Magazins Focus gelistet. Für seine karitative Tätigkeit in Myanmar mit Ohrchirurgie wurde er 2019 mit der Medaille »Für besondere Verdienste um den Freistaat Bayern in Europa und der Welt« ausgezeichnet.

95 Behandlung des Tinnitus

96 **Schnelle Hilfe beim akuten Tinnitus**

96 Verbesserung der Fließeigenschaften des Blutes

98 Verstehen Sie den Hilferuf!

99 Meiden Sie Stille und genießen Sie den Tag!

100 Im Akutfall ins Krankenhaus?

103 **Allgemeine Prinzipien der Tinnitus-Therapie**

105 **1. Der neuronale Therapieansatz**

106 Am Anfang: Ihre persönliche Bestandsaufnahme

109 Prinzipien der Tinnitus-Bewältigungstherapie

115 Stationäre Tinnitus-Therapie

116 Methoden zur gezielten Beeinflussung des Gehirns

118 **2. Der medikamentöse Therapieansatz**

119 Medikamente direkt ins Ohr

120 Welche Medikamente gibt es?

121 Sonderform: Sauerstoff als Medikament

124 **3. Der akustische Therapieansatz**

125 Hörgeräteanpassung: Warum – wann – wie?

126 Die Soundbridge®

128 Das Cochlea-Implant (CI)

129 Die unspezifische akustische Therapie

130 Tinnitus-Masker

136 Musiktherapie bei Tinnitus

140 **4. Der somatosensorische Therapieansatz**

140 Physiotherapie

141 Manuelle Therapie

142 Medikamente zur Therapie an Muskeln und Gelenken

145 Bewegungstherapien

145 Zahn- und Kieferbehandlung

147 **5. Der ganzheitliche Therapieansatz**

147 Schlaf und Tinnitus

159 Ernährung und Tinnitus

159 Sport und Tinnitus

163 Therapiewahl – Worauf Sie achten sollten

168 Alternative Methoden bei Tinnitus

178 **Schlusswort**

180 Service

180 **Glossar**

183 **Literatur**

184 **Selbsthilfeorganisationen**

186 **Wichtige Adressen**

188 **Stichwortverzeichnis**

Geleitwort

Wegen der anhaltend großen Nachfrage wurde es wieder erforderlich, dieses für Laien und Fachleute gleichermaßen wichtige Buch erneut aufzulegen sowie inhaltlich auf den neuesten Stand des Wissens zu bringen. Ein Wissen, das mittlerweile so umfangreich geworden ist, dass es für jeden zunehmend schwierig wird, den Überblick zu behalten. Diese Lücke schließt Eberhard Biesinger mit der vollständig überarbeiteten Auflage seines Kompendiums.

Mir persönlich hat sein Buch vor fast fünf Jahren bei Antritt als Präsident der Deutschen Tinnitus-Liga (DTL) sehr geholfen, mich in die Gesamt-Thematik des Tinnitus hineinzufinden. Und es erleichtert, über den Tellerrand der eigenen individuellen Befindlichkeit der Höreinschränkung durch Tinnitus und Schwerhörigkeit hinauszublicken.

Wenn dieses Fachbuch in überarbeiteter Fassung neu erscheint, macht es deutlich, wie weit die Forschung zum Thema Tinnitus und Co. nach dem Anstoß im Jahr 1986 durch den Gründervater Hans Knör, der gleichzeitig mein Großvater im Amt des Präsidenten der DTL war, fortgeschritten ist. Die Einzigartigkeit jedes einzelnen Tinnitus-Falls, die jegliche Forschung erschwert, weist darauf hin, dass es weder jetzt noch in näherer Zukunft eine Tinnitus-Pille oder ein anderes Wundermittel geben wird, die das lästige Ohrgeräusch über Nacht verschwinden lassen.

Das Buch macht aktiv, schreibt Hans Knör in seinem Geleitwort zur ersten Ausgabe. Diese Auffassung teile ich aus eigener Erfahrung. Aktivität in jeglicher Form hilft, den Tinnitus besser zu ertragen. Dafür zeigt Eberhard Biesinger viele Möglichkeiten auf. Und das ist gut so. Gibt es doch nicht die Methode, die jedem Betroffenen gleichermaßen hilft, seinen Tinnitus zu bewältigen. Jeder Betroffene muss aktiv seinen individuellen Weg finden, mit seinem Leiden umzugehen.

Das Buch macht auch aktiv auf dem Weg zum mündigen und aufgeklärten Betroffenen. Nur so kann jeder selbst dafür sorgen, nicht zum chronisch Kranken zu werden. Ein aktiver Mensch mit einer einschränkenden Hörproblematik, die man ihm noch nicht mal ansehen kann, lässt sich nicht in eine lähmende Hilflosigkeit hinabziehen. Ein engagierter Mensch mit Handicap, der seinem Arzt, Facharzt oder Therapeuten mit seinem Wissen auf Augenhöhe begegnet und zur Seite steht, hat Interesse daran, aktiv zu bleiben und zügig zu lernen, mit seinem Leid umzugehen. Dafür ist dieses Selbsthilfebuch, das zur Selbsthilfe im wahrsten Sinne des Wortes anregt, bestens geeignet.

Das Querpfeifen des Tinnitus stört rund um die Uhr den individuellen Ein-Klang und erzeugt dadurch einen Dauerstress. Zusätzlich kann die zentrale Hörverarbeitung durch eine nicht erkannte oder gar akzeptierte Hochtonschwerhörigkeit deutlich eingeschränkt werden. Das erzeugt erneut zusätzlichen Stress. Wie das vermieden werden kann, beschreibt Eberhard Biesinger in einem eigenen Kapitel. Die veränderte Wahrnehmung des emotionalen Anteils der Sprache führt zu Missverständnissen. Die Bewältigung dieses Problems wird ebenfalls in einem eigenen ausführlichen Passus behandelt. Der Autor verdeutlicht unmissverständlich, dass die Empfehlung von gut angepassten Hörgeräten bereits bei leichtgradiger Hörminderung sinnvoll ist. Zwei Drittel aller Tinnitus-Betroffenen sind leicht bis mittelgradig schwerhörig, aber nur eine geringe Prozentzahl trägt Hörgeräte und findet so auf akustischem Weg erste Linderung. Mit einem gut angepassten Hörgerät lässt sich der Tinnitus jedoch besser ertragen.

Abschließend möchte ich erwähnen, dass dieses ganzheitliche Buch alle Bereiche rund um den Tinnitus abdeckt und für eine aktive Selbsthilfe unerlässlich ist. Es wirbt dafür, in Bewegung zu kommen und zu bleiben. Dem unermüdlichen Einsatz und hohem Engagement von Eberhard Biesinger, aber auch dem Engagement aller Mitstreiter, ÄrztInnen, Therapeuten und Fachleute im Bereich Tinnitus und Co., die in kollegialen und fast freundschaftlichem Kontakt über die DTL seit vielen Jahren miteinander verbunden sind, gilt dieser Dank der Liga als weltweit größte Tinnitus-Selbsthilfeorganisation im 25. Jahr ihres Bestehens.

Volker Albert, ehemaliger Präsident Deutsche Tinnitus-Liga (DTL)
Murnau im November 2011

Vorwort zur 3. Auflage

Auch in den Jahren seit Erscheinen der letzten Auflage ist trotz intensiver Forschungsarbeit und vielen Millionen an Forschungsgeldern für die PatientInnen wenig Neues herausgekommen.

Es gibt weiterhin keine «Pille gegen den Tinnitus« – auch nicht annähernd. Die Versorgung der von Tinnitus geplagten PatientInnen durch Hals-Nasen-Ohren-Ärzte, Neurologen und Psychologen hat sich nicht verbessert. Eine fundierte Beratung ist nur von wenigen Engagierten zu bekommen. Die Kliniken und häufig auch die Hausärzte sind hoffnungslos überfordert. Umso wichtiger erscheint die Selbstinitiative des Betroffenen, hier recherchiert man natürlich zuerst zum Internet und stößt dabei auf einen Dschungel aus Halbwahrheiten und angepriesenen Therapien. Oft bleibt es dabei, dass man frustriert von Arzt zu Arzt rennt, was den Tinnitus letztlich verschlimmert. Die einzig fundierte Hilfe ist meist nur in der jeweiligen Selbsthilfegruppe der deutschsprachigen Länder zu bekommen.

Dieses Buch soll in Ihrem Kopf wieder Ordnung schaffen, sodass Sie in der Lage sind, Ihren persönlichen Tinnitus zu werten, Anschluss zu finden an vielleicht sinnvolle und dann auch erfolgreiche Maßnahmen und Therapien. Tatsache ist: Ob Sie Tinnitus hören, darunter leiden oder nicht, entscheidet sich ausschließlich in Ihrem Gehirn. Dieses Buch möchte Sie dazu motivieren, sich mit Ihrem Gehirn und den dort produzierten Gedanken und Emotionen auseinanderzusetzen. Es lohnt sich!

Größere Bedeutung als früher angenommen kommt den Strukturen und den nervalen Verbindungen von Halswirbelsäule und Kiefergelenk zu. Funktionelle Störungen in diesem Bereich stellen im klinischen Alltag eine «Schatztruhe« dar, die dann oft bei entsprechender Therapie zu einer Besserung des Tinnitus führen.

Ich hoffe, dass dieses Buch für Sie nicht nur Struktur in das Thema Tinnitus bringt, sondern auch eine Fundgrube an Wissen für Sie darstellt.

Dr. med. Eberhard Biesinger
Im November 2020

STOPP!

Plötzlich geht Ihr Leben nicht mehr im gewohnten Rhythmus weiter. Etwas ist hinzugekommen in Ihrem Leben, doch keiner sieht es: Tinnitus – ein nervtötendes, störendes, akustisches Signal. Bleibt das nun Ihr Leben lang?

Sie sind irritiert, weil ein Tinnitus eben nicht wie ein Beinbruch, ein Magengeschwür oder ein Krebsleiden mit einer Operation oder Medikamenten behandelt werden kann. Dabei ist Tinnitus lediglich ein Geräusch, oder nicht? Was ist Tinnitus eigentlich genau? Warum gibt es ihn, und vor allem: Warum trifft es gerade Sie?

Das Tinnitus-Geräusch wird im Gehirn »prozessiert«: Seine Wahrnehmung, d. h., wie intensiv Sie es hören, hängt vom Zusammenspiel vieler funktionaler Zentren im Gehirn ab. Diese Zentren bestehen aus einer bestimmten Anzahl von Nervenzellen, den Neuronen, die untereinander verschaltet sind. Wenn Sie Tinnitus lediglich als Aktivität dieser Neurone im Gehirn betrachten, nehmen Sie ihm schon die Bedeutung einer gefährlichen Krankheit. Ob Sie Ihren Tinnitus wahrnehmen, nicht beachten oder sogar vergessen, ob Ihr Tinnitus Sie nicht schlafen lässt, nervös oder sogar depressiv oder panisch macht – wird in Ihrem Gehirn entschieden. Völlig unbewusst! Sie selbst haben nur indirekt Einfluss darauf.

Ihr Gehirn entscheidet, und zwar zunächst ohne Sie (!), wie Sie auf den Tinnitus reagieren. Unabhängig davon, wo der Tinnitus entstanden ist, hängt die Wahrnehmung von der individuellen Art ab, wie Sie Dinge und Emotionen (z. B. Angst, Ärger, Stress) verarbeiten. Deshalb gibt es nicht den einen Tinnitus, sondern es gibt jeweils nur den individuellen Tinnitus, der Ihrer eigenen Verarbeitung im Gehirn entspricht. Diese Erkenntnis ist jung und entstammt der modernen Hirnforschung.

Alle Forschungsbereiche, auch die des Tinnitus, durchlaufen ständig neue Phasen. In jeder Phase erlangen sie neue Kenntnisse. Während man vor weniger als zehn Jahren Tinnitus als reines Symptom der Ohren angesehen hat, ist man nun zu der Erkenntnis gelangt, dass Tinnitus ein Ergebnis von Verarbeitungsprozessen des Gehirns ist. Deshalb ist er nun auch zum Liebling der modernen Hirnforschung und der modernen Psychiatrie – ja, Sie lesen richtig: Psychiatrie – geworden. Im Zuge der neuen Möglichkeiten, das Gehirn zu untersuchen, hat sich die Erforschung des Tinnitus auf das Gehirn verlagert. Wir wissen, wo der Tinnitus im Gehirn »sitzt«, also welche Nervenzellen in welchen Gehirnarealen sich mit dem Tinnitus beschäftigen. Das Erstaunliche ist, dass der Tinnitus nicht nur in den akustischen Hirnbereichen arbeitet, sondern auch in Gehirngegenden, die wir gar nicht so gern aktiviert haben möchten: im Angstsystem, im Traurigkeitssystem, im Wachsamkeitssystem usw. Dies geschieht unbewusst ohne unser Zutun und wir wundern uns, warum wir mit dem Tinnitus schreckhaft und depressiv sind und nicht mehr schlafen können.

Das Ziel der modernen Tinnitustherapie (Seite 103) ist es, die Verbindung des Tinnitus mit diesen Systemen wieder zu kappen. Dabei genügt es aber nicht, dass wir uns sagen: »Sei nicht so ängstlich«, »Sei nicht so traurig« oder »Beruhige dich« etc. Diese Reaktionen auf den Tinnitus können wir uns wiederum nur auf unbewusstem Wege indirekt abtrainieren. Wir haben keinen direkten Zugang zu diesen unbewussten Systemen. Aber wir können andere Systeme aktivieren wie das »Belohn-System«, das »Wohlfühl-System« oder das »Ich-System«. Damit organisieren wir eine Konkurrenzveranstaltung in unserem Gehirn zu dem Theater, das der Tinnitus aufführt. Darum geht es!

Bei meiner Arbeit mit den vielen Tinnitus-Betroffenen hat sich ein Gedankenmuster als besonders schädlich herauskristallisiert: der Gedanke, dass mit dem Tinnitus die Kontrolle über das Leben, das Hören, den Stress und die Emotionen verloren gegangen ist. Plötzlich funktioniert das ganze Leben nicht mehr so wie vorher. Bei vielen Betroffenen stellt sich hierbei die Frage: Ist dieser Verlust an Lebenskontrolle, an Lebensfreude durch den Tinnitus entstanden? Oder ist der Tinnitus Ausdruck einer negativen Lebenssituation und eines negativen Lebensgefühls, in das der Betroffene langsam hineingerutscht ist?

Jeder von uns hat ein Repertoire an quasi stabilen Reaktionen auf äußere Ereignisse. Dies betrifft unser individuelles Verhalten, unsere Emotionen und unsere Wahrnehmungen. Wir sind praktisch Sklaven unserer erlernten Muster. Was wir wahrnehmen und was wir bewerten, hängt im Wesentlichen von unserer individuellen Vergangenheit und unserem Erleben ab. Wir haben unsere eigene, ganz individuelle innere Welt geschaffen, in der wir uns wohl fühlen, in der wir die Dinge sehen und vor dem Hintergrund unserer Erfahrungen subjektiv bewerten. Unser Gehirn organisiert sich dahingehend selbst, um diese Muster aufrechtzuerhalten und immer wieder herzustellen. Es wird immer wieder versuchen, diese ganz eigene Gefühlswelt, die auch unsere Persönlichkeit ausmacht, im Äußeren wie im Inneren herzustellen. Werden wir in unserer Welt erschüttert, wie etwa durch das Auftreten von Tinnitus, fühlen wir uns verunsichert, aus der Bahn geworfen und zunächst scheinbar hilflos. Der Tinnitus treibt dann viele Patienten zu einer entscheidenden Frage: Befinde ich mich in einer Lebenskrise?

Eine Lebenskrise tritt immer dann auf, wenn wir mit unseren Verhaltensmustern nicht mehr mit den gegebenen Umständen zurechtkommen bzw. Probleme nicht lösen können. Dies betrifft unsere Familie und unsere Freunde, also die sozialen Kontakte, sowie die Arbeit und unseren Körper. Unser Lebensgefühl wird plötzlich beherrscht von Müdigkeit, Abgeschlagenheit und Traurigkeit. Dann kommen Schlaflosigkeit und Ängste dazu – schließlich gehen die Zukunftsperspektiven verloren. Wir trauern unserem früheren Ich nach, das fröhlich, wach, aufmerksam, authentisch, kreativ und lustvoll war. Der Tinnitus bringt uns um die Stille.

Diese Störung unseres subjektiven Wohlbefindens führt bei chronischem Verlauf zur Depression. So wie unser Gehirn sich auf das bisherige Leben eingerichtet hat, kommt es dann fataler Weise zu einer Programmierung ins Negative. Wenn man sich traurig programmiert hat, bleibt man traurig. Die therapeutische Konsequenz ist eine Neu- beziehungsweise Umprogrammierung. Das ist schwierig, aber es geht!

Deshalb muss ich Sie auch warnen: Wenn Sie dieses Buch lesen, könnte es sein, dass Sie ihr Gehirn umprogrammieren, sodass Ihnen negative Lebenssituationen bewusst werden und Sie bereits beim Lesen dieses Absatzes anfangen, über neue Lebensinhalte nachzudenken. Gedanken, die nicht nur Hoffnung machen, sondern tatsächlich zu einem neuen, positiven Lebensgefühl führen. Ein Lebensgefühl, in dem Tinnitus keine Rolle mehr spielt. Vielleicht sogar besser als davor!

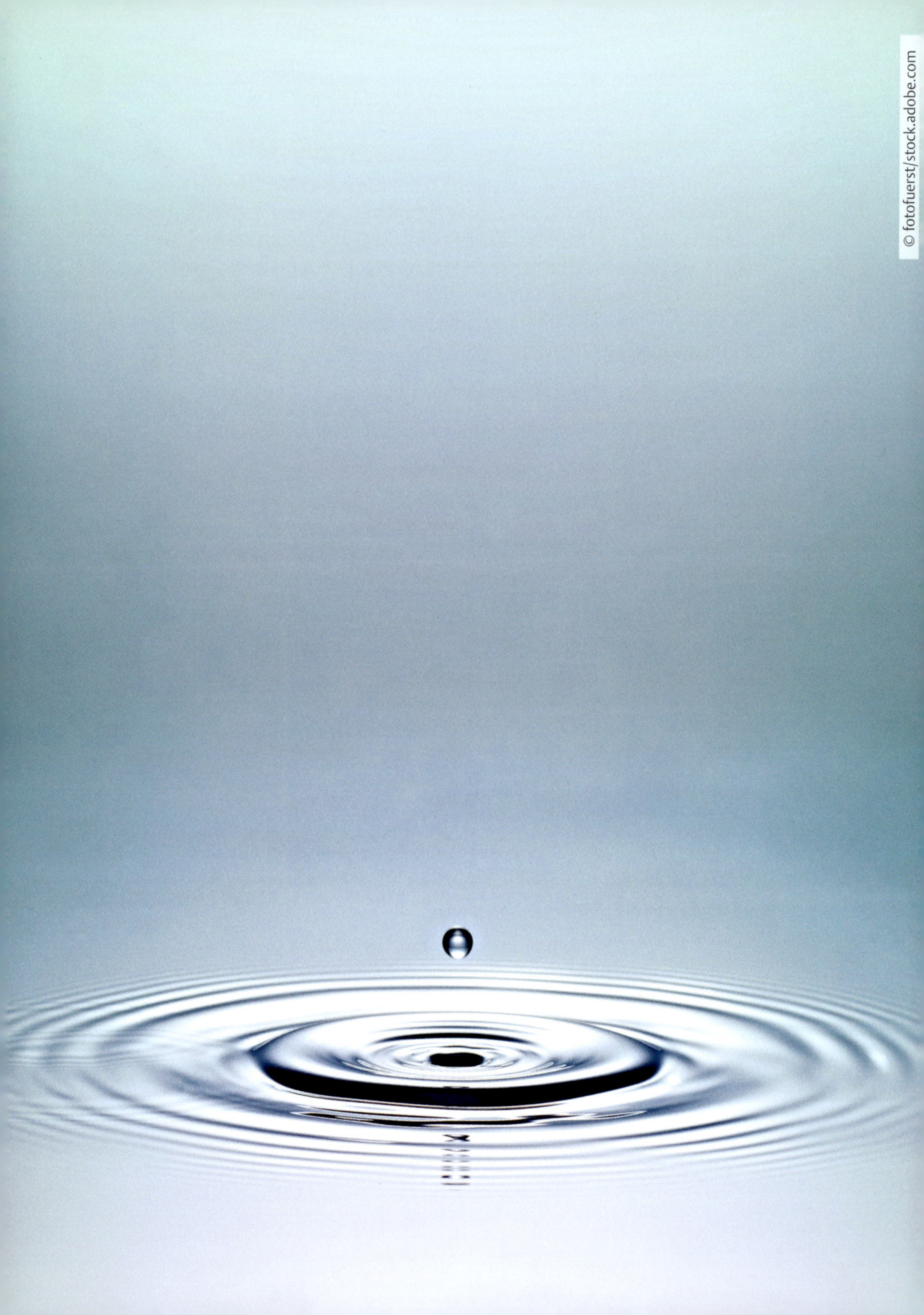

Basiswissen

Wer das Ohr und seine Funktion versteht, lernt leichter, mit dem Tinnitus umzugehen. Erfahren Sie mehr über das Wunderwerk »Ohr« und den komplexen Hörvorgang.

Hören Sie die Alarmglocken?

Unsere Ohren sind 24 Stunden am Tag geöffnet. Stille empfinden wir in der heutigen Hektik und Betriebsamkeit fast als unnormal. Höchste Zeit, wieder genau hinzuhören!

Derjenige, der am lautesten schreit, wird zuerst bedient. Ruhige Typen sind »out«. Zum Aufputschen der Seele gibt es Techno, Smartphones, einen kräftigen Sound aus dem Auspuff, eine Vernetzung von Akustik und visuellem Push im Cyberspace. Und wenn es nur das permanente Summen des Computers ist.

Sind unsere Ohren mit ihrer komplizierten Nervenverknüpfung zu unserer Gefühlswelt und Wahrnehmung hierfür geschaffen? Vermutlich eher nicht. Wahrscheinlich ist dies die Hauptursache für die offensichtlich zunehmenden Probleme mit Tinnitus und Hörstürzen, zunehmend auch in jüngeren Jahren. Wir sollten genau hinhören und ganz bewusst wahrnehmen, welche Töne und Geräusche uns umgeben.

Achtsames Hören

Tritt ein Tinnitus auf, sind die Betroffenen rasch wachgerüttelt. Ihnen ist klar geworden, was gesundes Hören bedeutet. Wie war das vor dem Tinnitus? Haben wir überhaupt noch eine Empfindsamkeit für das Hören? An wie viele Momente können wir uns erinnern, in denen wir uns Naturgeräuschen bewusst hingegeben haben? Dem Rauschen und Plätschern des Wassers, dem Vogelgezwitscher im Wald oder dem monotonen Getrommel der Regentropfen? Wann haben wir zuletzt den Flügelschlag eines Vogels in der Luft bewusst wahrgenommen? Dem Summen der Bienen oder dem Sirren der Grillen gelauscht?

Innenohrfunktionsstörungen mit Schwerhörigkeit und Tinnitus sind die häufigsten Krankheitsbilder überhaupt und nehmen weiterhin zu. Ist uns bewusst, dass das Hören unsere wichtigste Sinnesempfindung ist? Das Ohr ist das erste vollständig ausgebildete und funktionierende Sinnesorgan im Mutterleib, und es ist das letzte erlöschende im Tod!

Die heutige Hörbelastung

Ähnlich einer frisch geladenen Batterie kommen wir mit einem unverbrauchten Hörsystem auf die Welt. Nutzen wir unser Hörsystem im Laufe des Lebens nicht bestimmungsgemäß, so lässt die Hörfähigkeit wie die Spannung der Batterie nach. Die »Lärmschulden«, die wir auf uns nehmen, werden im Ohr gespeichert. Dieses Schuldenkonto ist nicht mehr löschbar. Statt einer Schwerhörigkeit im Alter treten schon im mittleren Alter oder früher Symptome des Innenohres auf.

An der Funktionstüchtigkeit unseres Hörsystems werden wir eines Tages messen können, ob das Wunder Mensch unserer zunehmenden Technisierung gewachsen ist. Vielfältige Störgrößen beeinflussen unser Gehör, wie z. B.:

- Elektrosmog
- verminderter Schutz der Erdoberfläche gegen kosmische Einflüsse
- Klimastörungen
- nicht natürliche Produktion pflanzlicher und tierischer Nahrungsmittel
- Genussgifte
- Bewegungsmangel
- Sorgen
- Stress

Die Verkettung all dieser Faktoren macht eine Analyse, in welcher Weise und ob sie überhaupt zur Entstehung des Ohrgeräusches beitragen können, fast unmöglich.

Weit verbreitet ist mittlerweile auch die Dauerberieselung mit Musik, deren Folgen für unser Gehör nicht absehbar sind. Kaum ein Warenhaus verzichtet auf die Beschallung seiner Kunden mit Musik, und nicht wenige von uns tragen einen Knopf im Ohr, der zu einem Smartphone, MP3-Player oder iPod gehört. Diese vermeintliche Rückzugsmöglichkeit schadet nicht nur dem Gehör, sondern auch der sozialen Einbindung in die Gesellschaft.

Hinzu kommt unsere »zeitgemäße« Einstellung zum eigenen Körper. So wie wir täglich in Schule, Haushalt und Beruf hundertprozentig funktionieren müssen, erwarten wir dies auch von unserem Körper. Signale (auch akustische wie ein Ohrgeräusch), die oft eine zu starke Belastung andeuten, werden unterdrückt und als inakzeptabel betrachtet. Sie stören unsere Tüchtigkeit, Leistungsfähigkeit und unser Vorwärtskommen. Anstatt dass wir innehalten und über die individuellen Lebensumstände nachdenken, sorgt der Störfaktor Tinnitus für Unbehaglichkeit, Angst und Stress. Damit werden mit dem Ohrgeräusch negative Impulse verknüpft. Die Verbindung der beeinträchtigten Gefühlswelt und der Lautstärke des Tinnitus bedingt einen Teufelskreis, der die Heilungschancen rapide sinken lässt. Tinnitus wird dann zur Krankheit, wenn die gewohnte Lebensweise nicht mehr möglich ist.

Inzwischen sind Medizin, Politik und Gesellschaft in Bezug auf die »Lärmverschmutzung« in unserer westlichen Welt zunehmend sensibilisiert: Städtebauer kreieren Oasen der Stille, leisere Autos werden gebaut, die Touristikbranche bietet zunehmend mehr Reisen in Gebiete abseits des Trubels an. Das akustische Innehalten spielt für unsere Gesundheit eine wichtige Rolle. Gönnen Sie Ihrem Körper immer wieder »Stille« – mit Ruhe, Gelassenheit und Achtsamkeit.

Unser Ohr ist in Gefahr

Denken Sie nur an die Autoindustrie, die mit großem technischem und personellem Aufwand den individuellen »Sound« jeder Marke pflegt. Jedes neue Modell, sei der Auspuff und Motor auch ganz anders konstruiert als der Vorgänger, muss ungefähr den gleichen Sound aufweisen. Nur so hört sich ein Porsche wie ein Porsche an, und ein BMW brummt wie ein BMW.

Künstliche Geräusche sind so in unseren Alltag vorgedrungen, dass wir uns gar nicht mehr bewusst sind, wie wir durch fremde akustische Einflüsse manipuliert werden!

Die Arbeit in Großraumbüros ist nur möglich, wenn darin ein Hintergrundrauschen von etwa 40–60 Dezibel (dB) existiert, das uns unbewusst von den Gesprächen und Geräuschen des Nachbarn ablenkt. Werden Menschen in einem Großraumbüro tagein, tagaus mit bis zu 60 dB beschallt, führt dies aber zu unterschwelligem Stress und zu einer Erschöpfung des vegetativen Nervensystems.

Lärmwert

Lärm wird gemessen in Dezibel, wobei eine Erhöhung des Lärmwertes um zehn Dezibel subjektiv einer Verdoppelung der Lautstärke entspricht. Die Abbildung verdeutlicht, welche akustischen Energien in unserer Umwelt versteckt sind oder produziert werden. Bemerkenswert ist z. B. die Lautstärke eines Presslufthammers mit etwa 100–110 dB, die locker von der Lautstärke einer Technoparty übertroffen wird. Niemand würde freiwillig nächtelang mit einem Presslufthammer spielen, der Umgang mit extremeren und teilweise doppelt so lauten Geräuschen auf Partys wird aber unbekümmert akzeptiert.

Von den Berufsgenossenschaften als Aufsichtsorgane zur Verhütung von Arbeitsunfällen und gefährdenden Momenten am Arbeitsplatz wird eine Grenzbelastung von 85 dB vorgeschrieben. Ist der

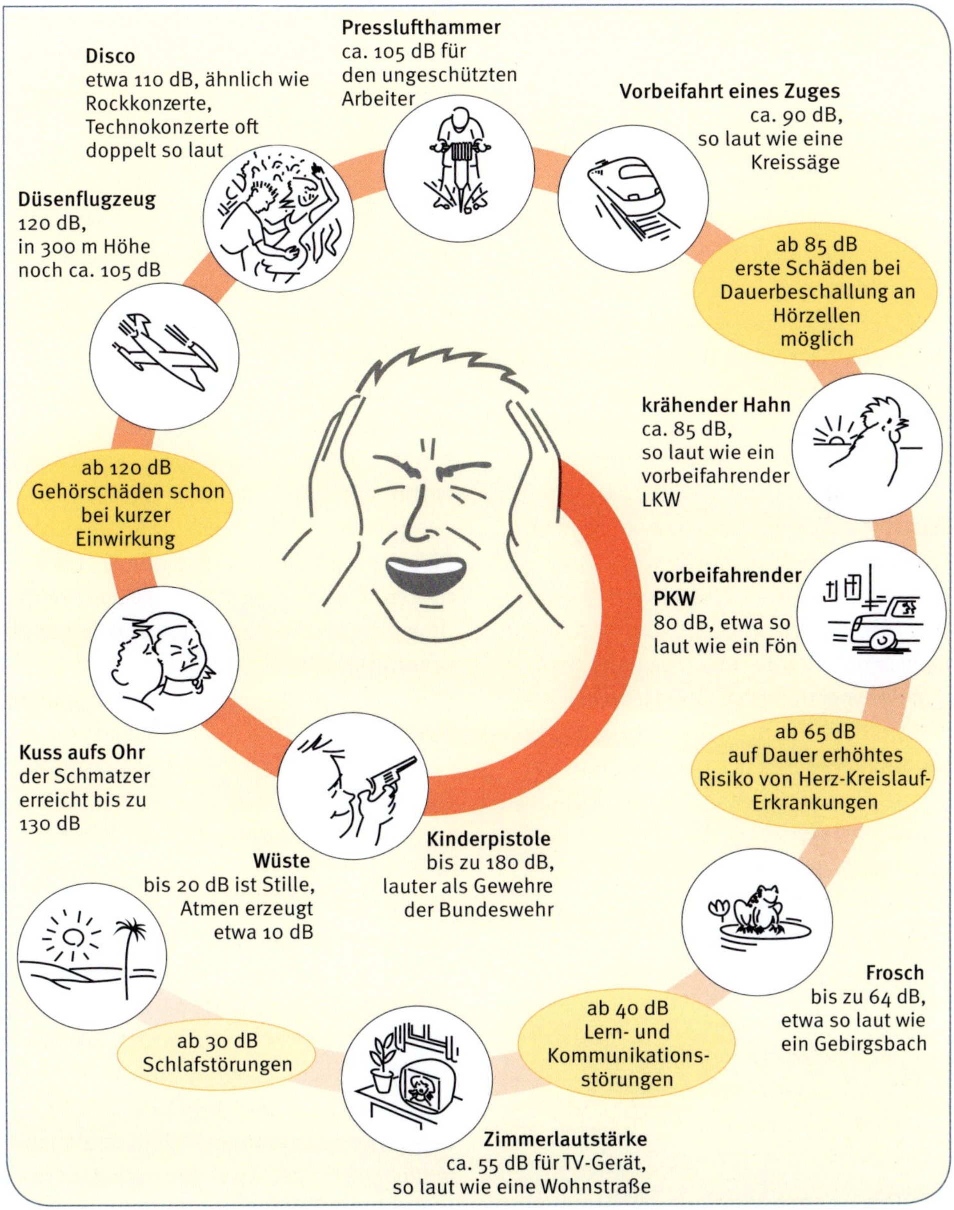

Die Lärmspirale in unserem Alltag: Auch scheinbar harmloses Spielzeug kann unsere Ohren gefährden!

umgebende Lärm lauter, so muss ein Lärmschutz getragen werden.

Werte von 85 dB werden im Alltag von Kopfhörern, Diskotheken etc. schnell erreicht. Befindet man sich in einer Umgebung, in der die Verständigung untereinander nur noch durch Schreien möglich ist, sind diese Werte erreicht. Erstaunlicherweise zeigt die Abbildung (Seite 19), dass Kinderspielzeug Spitzenwerte bei Lärmemissionen erreicht. So ist die Lärmemission von 180 dB bei Knallpistolen der absolute Spitzenreiter.

Wenn wir so weitermachen, werden wir ein Volk von Schwerhörigen sein, und das nicht erst im Alter! Die heutigen wissenschaftlichen Erkenntnisse und Bevölkerungsstudien widerlegen das Märchen von der sogenannten Altersschwerhörigkeit. Diese ist nur selten ein vererbtes, unausweichliches Schicksal. Sicher gibt es einen Erbfaktor, der die Hörfähigkeit im Alter beeinflusst. Aber was vor 20 Jahren noch Hypothese war, ist heute gesichert: Unser Ohr ist nicht beliebig belastbar.

Ab wann ist Lärm schädlich?

Lärm über 85 dB kann, insbesondere unter Alkoholeinfluss und bei längerer Beschallung, auf das Innenohr schädigend wirken. 85 dB sind erreicht, wenn Sie sich nur noch schreiend mit Ihrem Gesprächspartner unterhalten können.

Wie werden Geräusche psychoakustisch verarbeitet?

Ein leiser Wind bzw. ein Blätterrauschen ist mit 30 dB sehr leise und kann von einem gesunden Menschen völlig ignoriert werden, insbesondere wenn dieses Blätterrauschen mit angenehmen Eindrücken verbunden wird. Ein Ohrgeräusch ist in den meisten Fällen noch leiser als ein Blätterrauschen und kann den Betroffenen trotzdem gelegentlich zur Verzweiflung bringen. Komplexe negative Verarbeitungsprozesse in unserem Gehirn machen dann aus einem relativ leisen Geräusch den gefürchteten Tinnitus.

Die Psychoakustik befasst sich damit, wie wir Schall empfinden, d. h. beispielsweise, in welcher Lautstärke, Tonhöhe und Klangfarbe. Weiterhin beschreibt sie, wie diese Empfindungen und deren Verarbeitung als physikalische Signale im Gehirn zusammenhängen. Da dies von Mensch zu Mensch sehr unterschiedlich ist, werden verschiedene Tinnitus-Arten auch als ganz unterschiedlich störend empfunden und in der Psyche des Betroffenen verarbeitet. So ergibt sich das Phänomen, dass ein Tinnitus-Leiden nicht von der Lautstärke des eigentlichen Ohrgeräusches abhängig ist. Es gibt Betrof-

Diskotheken

Freude an der Musik und am Tanz dürfen nicht durch pauschale Verdammung von Diskotheken zerstört werden! Wenn man die folgenden Ratschläge beachtet, können Lärmschäden und die Entstehung von Tinnitus verhindert werden:

- Die Beschallung der Tanzfläche erfolgt idealerweise indirekt, z. B. von oben, und füllt den Raum gleichmäßig aus.
- Verantwortungsvolle Aussteuerung der Betreiber und des DJs: Schallbegrenzungen sind heute nur in wenigen Diskotheken Realität, auch wenn sie in manchen Ländern vorgeschrieben sind. Es liegt in der Verantwortung des DJs und der Betreiber, dass vernünftige Schallpegel eingehalten werden. Eine wichtige Tatsache dabei ist, dass unsere Ohren sich adaptieren, d. h., sie passen sich an. Wenn die Musik zunächst als laut empfunden wird, wird man sie nach ein bis zwei Stunden als weniger laut wahrnehmen. Um diesem Effekt entgegenzuwirken und die subjektive und stimulierende Akustik auf hohem Niveau zu halten, wird die Lautstärke im Laufe des Abends oft kontinuierlich erhöht. Gäste, die erst am späten Abend in die Diskothek kommen und deren Hörsystem noch nicht adaptiert ist, sind daher besonders gefährdet. Deshalb gilt: Zur Sicherheit, insbesondere zu späterer Stunde, einen Lärmschutz benutzen!
- Alkohol führt zu einem empfindlicheren Ohr. Die Gefahr, nach einem Konzert oder einem Diskothekenaufenthalt einen dauerhaften Lärmschaden oder einen Tinnitus davonzutragen, ist mit Alkoholkonsum größer.
- Last but not least: Lärmschutz. Im Verlegenheitsfall kann ein mit Feuchtigkeit (z. B. eigene Spucke) getränktes Papiertaschentuch in den Gehörgängen einige Dezibel abfiltern. Wer öfter auf Konzerte und in Diskotheken geht, dem sei empfohlen, einen professionellen Lärmschutz beim Hörgeräteakustiker anfertigen zu lassen. Diese auch für Berufsmusiker geeigneten Systeme sind bezahlbar (ca. 150–200 Euro) und verschaffen einen ungetrübten Musikgenuss bei geringerer Beschallung.

fene, die unter einem »Blätterrascheln« leiden, und andere haben das Geräusch eines Motorrads im Kopf, aber fühlen sich davon nicht gestört.

Hieraus erwächst auch die Problematik in der Begutachtung: Wenn Ärzte, Anwälte oder auch Richter über einen Tinnitus-Betroffenen urteilen bzw. auch den entstandenen Schaden bei einem Betroffenen einschätzen müssen, kann die Lautstärke des Tinnitus nicht als Parameter herangezogen werden. Aus diesem Grund sind solche Gutachten für alle Beteiligten immer sehr schwierig zu erstellen. Mit Arzt und Rechtsanwalt die Angelegenheit zu kommunizieren, ist daher ratsam.

Wie Gehör und Hören funktionieren

Steigen Sie tiefer in die Details des faszinierenden Sinnesorgans Ohr ein und verfolgen Sie den Weg von der Schallwelle zur akustischen Wahrnehmung!

Von der Ohrmuschel bis in die verästelten Strukturen des Gehirns laufen Vorgänge ab, die schließlich zum Höreindruck führen. Diese zu kennen, erleichtert Ihnen das Verständnis der Entstehung und Behandlung der Ohrgeräusche.

Ein Blick in die Welt des Hörens: die Gehörorgane

Das Hörorgan (siehe Abb. Seite 24). besteht zunächst einmal aus dem äußeren Ohr, also der Ohrmuschel, und dem Gehörgang. Die Ohrmuscheln funktionieren als Schalltrichter. Sie bündeln den Schall in den Gehörgang und unterstützen so das Richtungshören. Dieses erfolgt durch Berechnung des Zeitunterschieds beim Eintreten des Schalls im linken und rechten Ohr. Der Gehörgang leitet den Schall weiter zum Trommelfell. An der äußeren Öffnung des Gehörgangs befinden sich feine Härchen, die wie ein Filter das Eindringen von Fremdkörpern verhindern. Hier wird auch das Ohrenschmalz (Zerumen) gebildet.

Die Nachbarschaft: Kiefergelenk und 1. Halswirbel

In unmittelbarer Nähe des Gehörgangs befinden sich vorne das Kiefergelenk und unten der erste Wirbel der Halswirbelsäule. Beide Strukturen haben eine enge Nervenverbindung, sowohl untereinander als auch zum Gehörgang und Mittelohr. Aus diesen Verbindungen können sich Ohrenschmerzen und auch Tinnitus ergeben. Die Funktion der Kiefergelenke und der Halswirbelsäule wird daher in die ausführliche Diagnostik von Ohrgeräuschen miteinbezogen.

Mittelohr

Trommelfell Es schließt den Gehörgang nach innen ab und besteht aus einer feinen Membran, an deren Innenseite das erste Gehörknöchelchen, der Hammer, befestigt ist. Über das Trommelfell wird der Schall auf die drei Gehörknöchelchen (Hammer, Amboss und Steigbügel) übertragen und an das Innenohr weitergeleitet.

Mittelohr Den Raum, in dem sich die Gehörknöchelchen mit Muskeln befinden, nennt man das Mittelohr. Es verfügt über zwei Muskeln, die am Hammer, am Trommelfell sowie am Steigbügel befestigt sind. Bei plötzlichem Lärm ziehen sie sich ruckartig zusammen und verhindern, dass der Schalldruck in seiner vollen Energie auf das Innenohr übertragen wird. Diese Muskeln haben also eine Schutzfunktion. Allerdings können ihre Zuckungen auch ein Ohrgeräusch hervorrufen, das sich als »Ticken« bemerkbar macht.

Steigbügel und Ohrtrompete Das innere Gehörknöchelchen, der Steigbügel, überträgt den Schall auf das Innenohr. Da das Mittelohr einen luftgefüllten Hohlraum bildet, muss ein Druckausgleich nach außen möglich sein. Sonst würden äußere Druckschwankungen die Beweglichkeit der Gehörknöchelchen-Kette beeinträchtigen. So würde z. B. beim Tauchen der Wasserdruck das Trommelfell nach innen drücken und zu Ohrenschmerzen und Schwerhörigkeit führen. Dieser Druck-

Der Aufbau des menschlichen Ohres

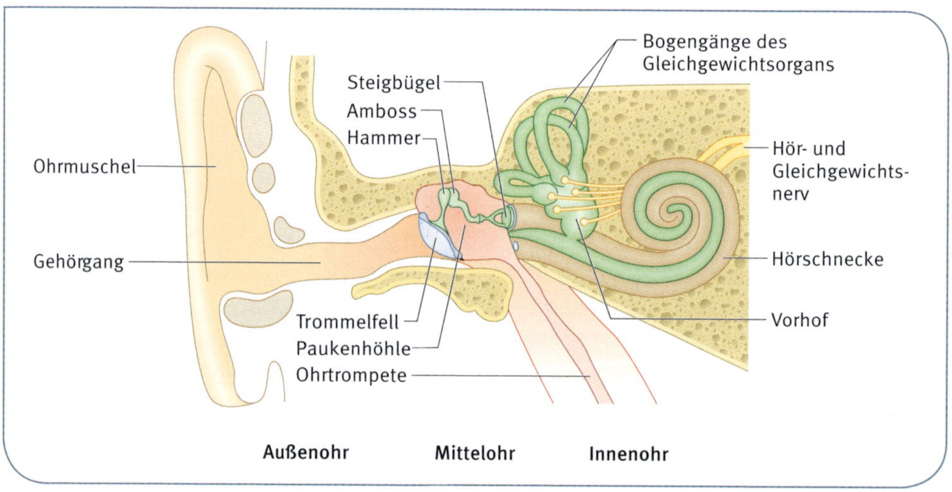

Wirksamer als Salben: Ohrenschmalz

Das Ohrenschmalz ist ein normaler Bestandteil des äußeren Ohrs und kein Schmutz. Es wirkt stark antibakteriell und verhindert die Entwicklung von Entzündungen am äußeren Ohr. Es wird nur im äußeren Gehörgang gebildet und von dort immer nach außen transportiert. Mit dem berühmten Wattestäbchen wird das Ohrenschmalz eher nach innen, also in den Gehörgang hineingedrückt, wo es von der Gehörgangshaut weitaus weniger wirksam wieder nach außen transportiert werden kann.
Durch häufiges »Reinigen« dieser Art bildet sich ein Ohrenschmalzpfropf, der auch eine Ursache von Tinnitus sein kann. Für die tägliche Reinigung genügt es, das nach außen transportierte Ohrenschmalz mit einem feuchten Handtuch am Gehörgangseingang abzuwischen.

ausgleich geschieht über die Ohrtrompete, die eustachische Röhre. Bei jedem Schlucken wird sie durch Muskeln geöffnet, sodass im Mittelohr ein Druckausgleich nach außen stattfindet. Ist diese Funktion gestört, wie beispielsweise bei Kindern durch zu große Rachenmandeln, kommt es zu einer Schwerhörigkeit und zur Ansammlung von Sekret im Mittelohr.

Innenohr

Der Schall aus unserer akustischen Umgebung wird über den Träger »Luft« rein mechanisch weitergeleitet. Das Gehirn verarbeitet das eingehende Signal elektronisch – wie bei einem Computer. Die Aufgabe des Innenohrs ist es, den mechanisch gehörten Schall mittels komplizierter elektrophysikalischer und elektrochemischer Vorgänge in elektrische Signale umzuwandeln. Heute sind die komplizierten Abläufe dieser Umwandlung weitgehend geklärt. Man nennt diesen Prozess in der Fachsprache Transformation. Sie findet in der Hörschnecke statt, in der etwa 48 000 kleine »Mikrofone«, die sogenannten Haarzellen, dafür verantwortlich sind. Auf ihnen liegt heute das Hauptaugenmerk bei der Erforschung des Innenohrs.

Wie kann das Innenohr Töne auseinanderhalten?

Wenn man die Hörschnecke des Innenohres ausrollte, so würde einem deutlich, dass die 48 000 Haarzellen wie die Tasten eines Klaviers nebeneinander angeordnet sind. Ähnlich wie beim Klavier ist praktisch jede dieser Sinneszellen für einen Ton verantwortlich. Dabei befinden sich die Sinneszellen für das Hö-

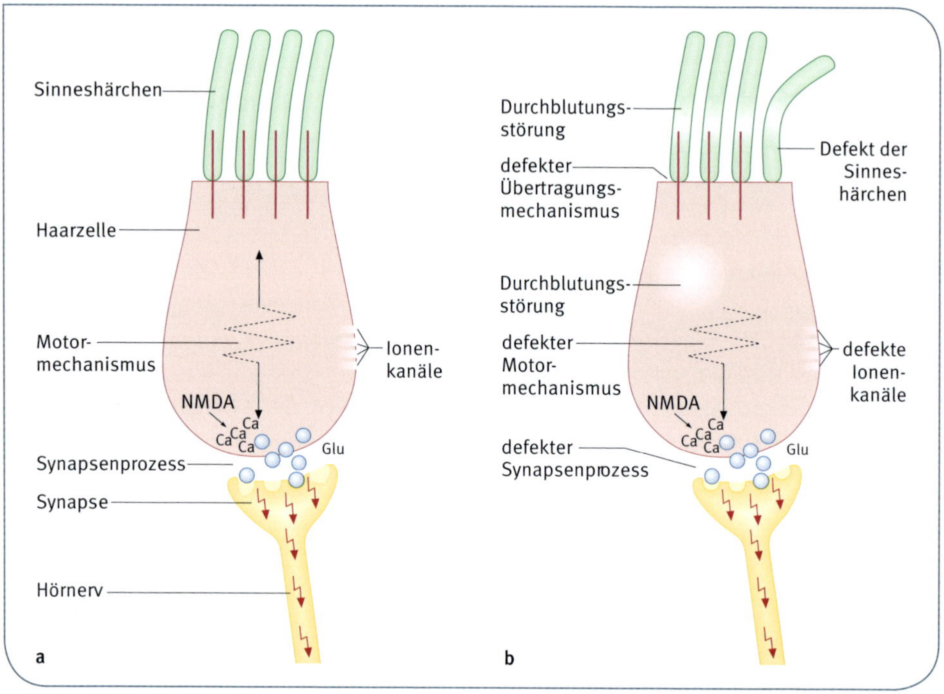

ren der hohen Töne nahe am Eingang der Hörschnecke (nahe dem Steigbügel) diejenigen, die für das Tieftonhören verantwortlich sind, am Ende der Schnecke. Aus dieser Anordnung wird ersichtlich, warum bei einem Lärmschaden zunächst das Hören der hohen Töne beeinträchtigt wird: Am Eingang der Hörschnecke ist die Energie des Lärms noch so hoch, dass hier die Haarzellen eher beschädigt werden.

▲ a: Umwandlung des mechanischen Impulses in einen elektrischen (Nerven-)Impuls mithilfe der Ausschüttung von Botenstoffen. Am synaptischen Spalt sind der Neurotransmitter NMDA (n-Methyl-D-Aspartat), Kalzium (Ca) und Glutamat (Glu) an der Weitergabe des Signals beteiligt.
b: Bei der Schallverarbeitung durch die Haarzelle können Störungen auftreten, die an der Entstehung von Tinnitus beteiligt sind.

Der Hörvorgang

Beim Hören werden die von den Sinneszellen aufgenommenen Schallwellen in elektrische Signale umgewandelt. Mithilfe bestimmter Trägerstoffe erfolgt dann die Weiterleitung an den Hörnerv und an das Gehirn. So läuft dieser Prozess im Einzelnen ab:

- Der auf das Innenohr übertragene Schall berührt die Sinneszellen an ihren haarförmigen Ausläufern.
- Diese öffnen an den Sinneszellen Ionenkanälchen (siehe Abb. Seite 26) durch die u. a. Kalium und Natrium fließen. Die Haarsinneszelle wird aufgeladen, es entsteht eine elektrische Erregung.
- An der Seite der Haarzelle befinden sich Ionenkanäle, die für den normalen Ruhezustand der Sinneszelle verantwortlich sind und zu viel eingeflossenes Natrium oder Kalium wieder heraustransportieren.
- Ist die Zelle durch einen solchen Vorgang erregt worden, zieht sie sich ruckartig zusammen (»Motormechanismus der Haarzelle«). Dies führt zu einer gezielten Verstärkung und ist dafür verantwortlich, dass wir präzise hören können.
- Unter Mithilfe von Kalzium produziert die Haarzelle an ihrem Ende nun bestimmte Trägerstoffe (Transmitter). Diese werden blitzartig freigesetzt und stellen die Verbindung zwischen der Sinneszelle und dem eigentlichen Hörnerv her. Die Verbindung, die mithilfe dieser chemischen Prozesse gesteuert wird, nennt man Synapse (siehe Abb. Seite 26). An speziellen Ausläufern der Hörnerven in der Synapse passen die Transmitter wie ein Schlüssel in das entsprechende Schloss. Sie lösen an den Hörnerven eine nunmehr rein elektrische Reaktion aus, die zum Gehirn weitergeleitet wird.

Welche Störungen am Innenohr führen zu Tinnitus?

Die mühsame, aber stetige Erforschung des Innenohrs und der Vorgänge der Hörverarbeitung im Gehirn machen uns heute eines deutlich: Es gibt nicht nur den Tinnitus, sondern eine Vielzahl von Fehlermöglichkeiten, die zu Tinnitus führen können.

Schädigung der Härchenfortsätze Die Härchenfortsätze sind die Antennen der Hörsinneszellen. Das Innenohr besteht somit aus über 1 000 000 beweglichen mechanischen Teilen! Eine Schädigung des Härchenapparates wird meist durch Lärm hervorgerufen. Chronischer Lärmeinfluss oder auch akuter Impulslärm durch Explosionen führen zu einer di-

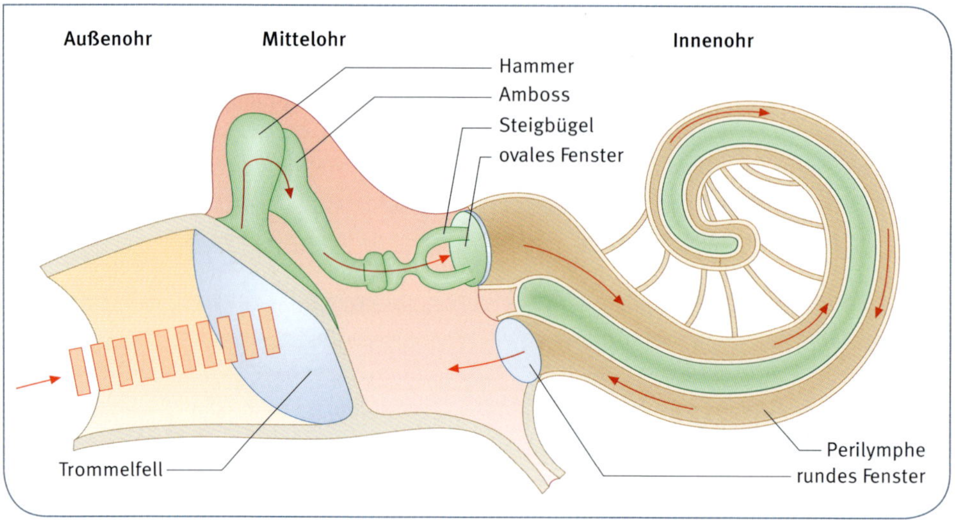

Die Hörschnecke mit ihren ca. 48 000 Sinneszellen ist das »Mikrofon« unseres Hörsystems. Hier werden die mechanischen Schallwellen, die von außen kommen, in elektrische Information umgewandelt. Unser Gehirn kann nur diese elektrische Information weiterverarbeiten.

rekten Schädigung dieser mechanischen Teile. Diese Schädigung durch Lärm ist eine der häufigsten Ursachen für akute oder chronische Ohrgeräusche.

Störungen im Bereich der Ionenkanäle Ein falscher Einstrom von Natrium bzw. Kalium in die Haarzelle kann zu einer Überreaktion und damit zur Auslösung von Ohrgeräuschen führen. Weshalb es zu einer Störung dieser Kanälchen kommen kann, ist noch nicht hinreichend geklärt. Eine Ursache sind jedoch Innenohrgifte wie z. B. bestimmte Medikamente, zu denen auch Acetylsalicylsäure (Aspirin®, ASS®, Dolomo® sowie einige Antibiotika) in hohen Dosen gehört.

Schädigung der Ionenpumpen Die kleinen Pumpen an der Seite der Haarzellen reagieren ebenfalls empfindlich auf Zellgifte. Hierzu gehören ebenfalls bestimmte Medikamente, aber auch sehr wahrscheinlich Genussgifte wie Nikotin.

Störungen des Motormechanismus Die richtige Kontraktion der Zelle bei einer Schallerregung ist von entscheidender Bedeutung für unser genaues Hören. Der Motormechanismus der Haarzelle führt nicht nur zu einer Verstärkung des Schalls, sondern ermöglicht, dass jede einzelne der 48 000 Haarzellen ihr eigenes Signal an das Gehirn weiterleiten kann. Somit ist es uns möglich, auch aus einem uns umgebenden Dschungel von

Geräuschen bestimmte Signale herauszuhören. Im Konzertsaal ermöglicht uns diese Fähigkeit, einzelne Instrumente zu unterscheiden.

Ist dieser Mechanismus gestört, entsteht der sogenannte »Motor-Tinnitus«. Hierbei kommt es zu willkürlichen und unkontrollierten feinen Kontraktionen (Zusammenziehen) der Zelle, ähnlich wie bei Herzrhythmusstörungen.

Ein besonderes Kennzeichen eines Motor-Tinnitus ist, dass er durch äußere Schalleinwirkung zum Verschwinden gebracht werden kann: Die betroffenen Patienten beschreiben, dass z. B. durch das Geräusch eines Rasierapparates, beim Autofahren oder auch beim Hören bestimmter Instrumente der Tinnitus kurzzeitig verschwindet. In der Fachsprache heißt dieses Phänomen »Residuale Inhibition«.

Ein solcher Motor-Tinnitus eignet sich deshalb besonders gut zur Therapie mit Tinnitus-Maskern (ein Gerät, das »ein gleichmäßiges Rauschen oder Töne« erzeugt), wie es Teil der Bewältigungs-Therapie (Seite 109) ist.

Störungen im Bereich der Signalübertragung zum Hörnerv (Synapse) Die Erforschung krankhafter Störungen im Bereich der synaptischen Übertragung nicht nur am Innenohr, sondern auch im Gehirn, läuft derzeit auf Hochtouren. Es wird vermutet, dass bestimmte Erkrankungen wie z. B. Depressionen, Hirnleistungsstörungen, aber auch chronischer Schmerz und Tinnitus infolge einer Störung dieser chemischen Vorgänge in den Synapsen zustande kommen. Die aktuelle Forschung beschäftigt sich mit der Funktion der einzelnen beteiligten Substanzen (Kalzium, Magnesium, Transmitterstoffe wie Glutaminsäure etc.). Das Ziel ist, Medikamente zu entwickeln, die auf das Funktionssystem erkrankter Synapsen positiv einwirken können. Für den Tinnitus ist das immer noch ein weiter Weg!

Trotz dieser Komplexität zeichnet sich ab, dass sich die Forscher auf dem Gebiet der Pharmakologie international vernetzen, sich miteinander abstimmen und dadurch Kosten senken können.

Residuale Inhibition

Reagiert Ihr Tinnitus auf externe Geräusche, d. h., wird er leiser oder verschwindet er gar – z. B. durch das Prasseln der Dusche oder das Brummen des elektrischen Rasierapparates –, kann es sich um eine Residuale Inhibition handeln. Dies kann Ihr HNO-Arzt messen und dokumentieren. Ist eine solche Residuale Inhibition vorhanden, kann mit besonders gutem Effekt ein Hörgerät, ein Implantat, eine akustische Stimulation oder eine Musiktherapie angewandt werden!

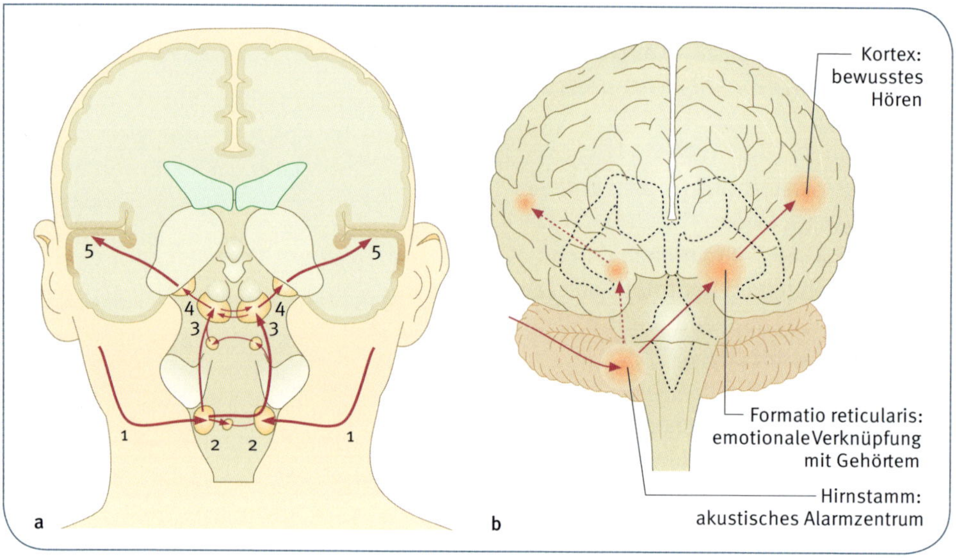

Die Verarbeitung akustischer Signale und Informationen in unserem Gehirn. Bestimmte »Computerzentren« haben unterschiedliche Aufgaben: Im Hirnstamm werden »gefährliche« Signale erkannt und Flucht- und Angstreflexe ausgelöst. In der Formatio reticularis wird Tinnitus abgespeichert und »erlernt«. Hier entscheidet sich, ob Tinnitus chronisch wird.

Vom Ohr zum Gehirn: Die zentrale Hörbahn

Der Hörnerv transportiert die elektrische Information weiter in das Gehirn. Hier haben sich zahlreiche Nervenzellen seit der Geburt darauf spezialisiert, das Gehörte zu analysieren, zu filtern oder zu verstärken und mit unseren Emotionen und Reaktionen zu verknüpfen – und das alles, bevor wir bewusst hören! Dies bedeutet: Was wir hören, hat in unserem Gehirn zuvor in Millisekunden viele neuronale Prozesse durchlaufen. Der prinzipiell neutrale Schall, der unser Ohr erreicht, hat dabei unbewusst (!) verschiedenste zusätzliche Informationen von unserem Gehirn erhalten. Wir sind also in gewisser Weise »Sklaven« unseres Gehirns, wenn wir auf Gehörtes reagieren. Im positiven Sinne, wenn uns bestimmte Musik, technische Geräusche (Klang eines Porsche) oder der freundliche Klang geliebter Stimmen erfreuen. An diesem Phänomen arbeitet eine riesige Industrie, die versucht, ihre Produkte mit wohlklingenden Eigenschaften zu versehen, damit wir eher geneigt sind, sie zu kaufen. Dies geht vom wohlklingenden Sound eines Autos über die angenehme Musik im Supermarkt bis zu den Chips, die beim Zerbeißen Frequenzen abgeben sollen, die uns guttun! Wir reagieren aber auch mit negativen Emotionen: Stress bei der Stimme des ungeliebten Chefs oder Kollegen, Alarmreaktion beim Hören einer Hupe oder des Martinshornes, das Schreien eines Kindes und auch Ängste bei Stille. Die Filmindustrie spielt hervorragend mit unseren akustischen Emotionen, indem sie die Szenen mit einer angstverstärkenden Musik beim Krimi oder aktivierenden Geräuschen bei einer Komödie untermalt. Es ist Aufgabe des Gehirns, zunächst zu klären, ob das Gehörte überhaupt aktiv wahrgenommen werden muss oder nicht – und wie, also mit welchem emotionalen Beiwerk.

Die Diagnostik eines Ohrgeräusches ist nur vollständig, wenn sie alle vorhandenen anatomischen und physiologischen Gegebenheiten – auch die Verknüpfungen mit dem vegetativen (autonomen) Nervensystem und dem limbischen System, der Gefühlswelt – berücksichtigt. Das Ohr mit Mittel- und Innenohr ist in diesem System nur der Empfänger, das Mikrofon. Und es funktioniert 24 Stunden – jeden Tag – ein Leben lang!

Im Gehirn ist die weitere Übertragung der akustischen Information aus dem Innenohr sehr kompliziert. Auf dem Weg zur Großhirnrinde, dem Ort, an dem wir bewusst hören, passieren die Hörinformationen verschiedene Schaltstellen (Hirnstamm, Thalamus, limbisches System). Diese Stellen tragen alle zu einem Gesamthöreindruck bei und lösen verschiedene Reaktionen aus.

Und der Tinnitus? Er kann alles sein: von der harmlosen Grille, die an einen lauen Sommerabend in Italien in angenehmer Umgebung denken lässt, bis zum Zahnarztbohrer, verbunden mit drohenden Schmerzen. Das Leiden am Tinnitus wird also weder von der Lautstärke noch von der Art des Geräusches bestimmt, sondern von der Art, wie wir reagieren. Wichtig: wie wir unbewusst reagieren!

1. Station: Der Hirnstamm

Die akustische Information aus dem Innenohr wird schnell und effektiv analysiert. Innerhalb von Millisekunden wird hier entschieden:

- Kündet die aus dem Innenohr kommende Information von Gefahr (z. B. Autohupe)? – Dann ist eine Alarmreaktion des Körpers mit allen Sinnen und Muskeln hervorzurufen.
- Bedarf es vermehrter Aufmerksamkeit (z. B. wenn an unserem Auto ein fremdes Geräusch auftritt)?
- Kann es gleich als »unbedeutend« ausgefiltert werden (z. B. Körpergeräusche wie das Schlucken oder der Herzschlag, aber auch Geräusche, von denen wir wissen, wer sie produziert, wie das Brummen des Computers oder des Kühlschranks)?

Ein Tinnitus als neues und unbekanntes Signal ruft naturgemäß eine Alarmreaktion hervor. Die anatomische Lage der Hörbahn im Stammhirn deutet bereits darauf hin, wie sehr das Hören mit lebenswichtigen Funktionen verknüpft ist, denn im Stammhirn werden auch lebensnotwendige Grundfunktionen wie Atmung oder Herzschlagfolge gesteuert. Viel mehr als das Sehen können hier alarmierende Höreindrücke unmittelbar zu »Kampfbereitschaft« oder angstauslösende akustische Signale zu Fluchtverhalten führen. Entsprechend wird das autonome, vom Willen unabhängige Nervensystem stimuliert, wodurch z. B. Stresshormone wie Adrenalin ausgeschüttet werden.

Wenn die Herkunft eines Geräusches unbekannt ist und nicht eingeordnet werden kann, führt das zu einer Alarmreaktion – wie es auch beim Tinnitus der Fall sein kann.

Bereits bei der Entstehung eines Ohrgeräusches, also im Akutstadium, entscheidet die Aktivität dieses Zentrums, wie sehr wir uns von dem neuen Signal gefangen nehmen lassen und wie sehr die Aufmerksamkeit auf dieses neue Signal gelenkt wird. Das Angst- und Stresszentrum im Hirnstamm wird bei seiner Aktivierung – wie beim Lernen vor einer Klassenarbeit – die Situation unterstützen, die zu einem dauerhaften Wahrnehmen des Ohrgeräusches und somit auch zum Anlegen eines Tinnitus-Gedächtnisses im komplizierten limbischen System führt.

Das folgende Beispiel mag die hochkomplizierten Zusammenhänge unseres akustischen Systems im Gehirn in Bezug auf Ohrgeräusche deutlich machen. Und auch die darauffolgende Abbildung (Seite 34) des »Kippbildes« und der »Schluck-Test« veranschaulichen das Phänomen.

Alexander

Geräusche im Kopf

» *Eigentlich fühlte ich mich im letzten Sommer besonders wohl. Es war ein heißer und schöner Sommer und in meinem Garten sangen die Grillen auffällig häufig und lautstark. Ich habe mich dadurch gar nicht gestört gefühlt. Im Gegenteil, ich genoss diese abendliche Stimmung nach überstandenem Arbeitstag, denn das Zirpen erinnerte mich an meine Urlaubserlebnisse in Italien. Es wurde Winter, aber seltsamerweise verstummte der Grillenschwarm einfach nicht. Da wurde mir bewusst, dass diese Geräusche nicht von außen kamen, sondern in meinem Kopf waren. Ich war völlig irritiert, bekam Angst und war total beunruhigt, denn ich hatte zuvor noch nie etwas über Ohrgeräusche gelesen. Während ich also das Grillenzirpen im Sommer noch als einschläfernd empfand, bekam es jetzt beängstigende Züge: Ich konnte nachts nicht mehr einschlafen, sondern musste mich immer wieder auf die Geräusche konzentrieren und es wurde scheinbar immer lauter! Ich fühlte mich ständig belästigt und bekam infolge der Schlaf- und dann auch auftretenden Konzentrationsstörungen Panik. Scheinbar veränderte sich jetzt das Geräusch auch. Es hörte sich gar nicht mehr nach harmlosen Grillen an, sondern eher wie ein fürchterlicher Zahnarztbohrer!«*

Kommentar

Dieses Beispiel zeigt, wie sich die Bedeutung eines akustischen Signals drastisch ändern kann. Ein angenehmes, eher beruhigendes Geräusch kann plötzlich einen bedrohlichen Charakter entfalten! Damit verbunden sind Ängste und Reaktionen im vegetativen körperlichen und psychischen Bereich, über die der Betroffene keine Kontrolle hat.

Wie beschrieben, handelt es sich dabei nicht um eine »psychische Krankheit«, sondern um Reaktionen, die unser Hörsystem bei vermeintlicher Gefahr als natürlich und physiologisch bereithält. Bei der Angstreaktion handelt es sich um eine Aktivierung des Hirnstammsystems. Bei der vermehrten Aufmerksamkeit und der Umwandlung eines angenehmen Geräusches in ein unangenehmes handelt es sich dagegen um Reaktionen des limbischen Systems. Mithilfe einer Therapie wird sich bei Alexander der Zahnarztbohrer wieder in eine harmlose Grille verwandeln, die er mehr und mehr unbeachtet lassen und schließlich vergessen kann. «

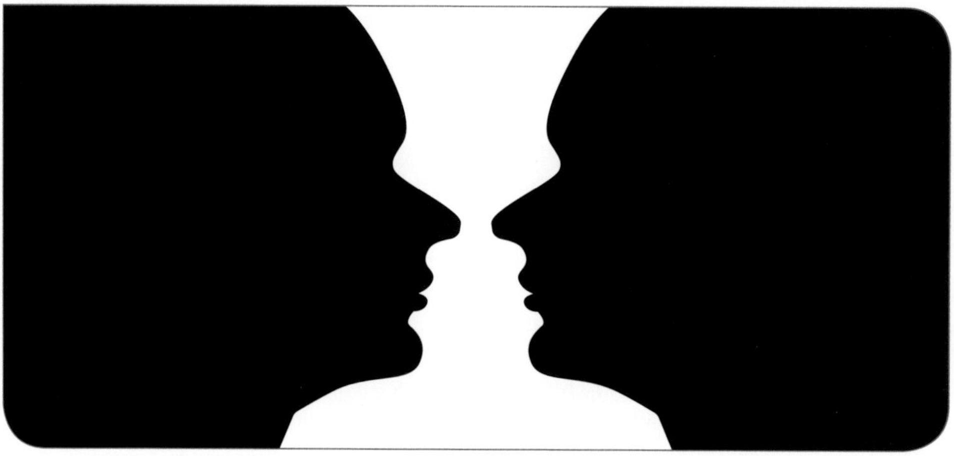

Kippbild: Sehen Sie eine Vase oder zwei Menschen? Genauso geht es mit unseren Vorstellungen und Wahrnehmungen auf allen Ebenen! Wir nehmen nur das wahr, was unser Gehirn wahrnehmen will.

Selbsttest: Schlucken Sie mal! Begeben Sie sich in ein ruhiges Zimmer und schlucken Sie, ganz bewusst darauf hörend. Sie werden sich wundern, wie laut dieses Geräusch ist – wahrscheinlich deutlich lauter als Ihr Tinnitus! Wir schlucken etwa 3000 Mal am Tag und hören dieses Geräusch kein einziges Mal. Das Abfiltern solcher wiederkehrenden, bekannten Geräusche ist Leistung des Hirnstammes, der gelernt hat, dass das Schlucken unbedeutend ist und nicht wahrgenommen werden muss. So geht es mit allen Geräuschen, deren Ursprung wir unschwer erkennen und denen wir keine Bedeutung zumessen müssen.

2. Station: Das Mittelhirn

Hier wird das Gehörte noch feiner analysiert und mit emotionalem Inhalt versehen. Auch hier »schaut« sich das Gehirn erst einmal an, ob die akustische Information zu etwas »passt«, was dort aus der Erfahrung heraus abgespeichert ist.

Ein Beispiel: Klassische Musik wird als solche erkannt, und die Empfindung wird mit den Emotionen »gewürzt«, die wir mit dieser Musikrichtung irgendwann erlebt und abgespeichert haben, also Freude und Wohlempfinden – oder, wenn wir mehr den Jazz lieben, Unwohlsein und Abwehr. Genauso geht es mit der Stimme eines geliebten oder ungeliebten Menschen. Handelt es sich um ein neues akustisches Erleben, wird die damit verbundene Emotion, wird sie nun als positiv oder negativ empfunden, hier abgespeichert.

» Zentrale Verarbeitung der Schalleindrücke. Nur ca. 30 Prozent der ankommenden Geräusche werden bewusst wahrgenommen, der Rest wird gefiltert. Verschiedene Anteile des menschlichen Hörsystems entscheiden, welche Signale gefiltert und welche verstärkt werden. Diese Vorgänge laufen unbewusst ab. Sie führen dazu, dass manche Personen mit einem sehr lauten Ohrgeräusch gut leben können, andere aber unter einem leisen bereits sehr stark leiden. Im ersten Fall gelingt es dem Hörsystem, das Signal des Tinnitus abzufiltern, im zweiten Fall gelingt dies nicht. Die Grundlage der Aktivierung dieser Filter ist die sogenannte Retraining-Therapie.

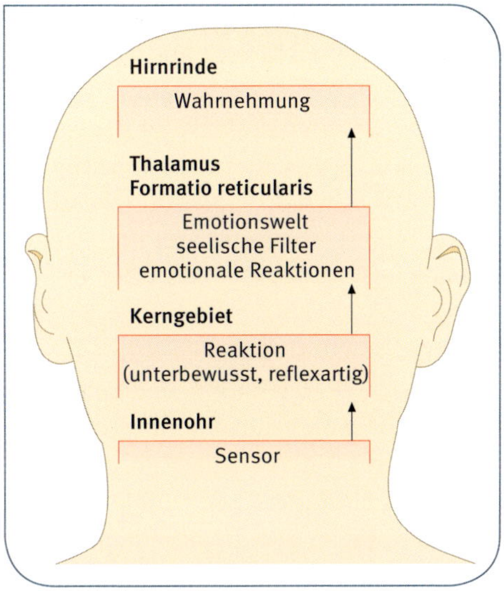

Beim nächsten »Hören« wird dieselbe emotionale Reaktion dann wieder abgerufen. Bei vielen Patienten mit Tinnitus kann man diese Vorgänge im Gehirn durch ihr Erleben gut nachvollziehen: Sie berichten, dass sie z. B. ein Zirpen oder ein Rauschen wahrgenommen haben. Ihr Gehirn sucht nach einer Erklärung und ordnet dem Zirpen ein Grillenzirpen zu und dem Rauschen das Geräusch der Heizung. Resultat: Das Geräusch stört überhaupt nicht und kann gut ignoriert werden. Aber wehe, die Grillen machen Winterschlaf oder die Heizung ist abgestellt, dann wird das Geräusch als unbekannt beobachtet und kann nicht mehr ignoriert werden: Die Tinnitus-Karriere nimmt ihren Lauf und der Leidensweg beginnt.

In den 60er-Jahren machten Wissenschaftler, die sich mit Ohrgeräuschen beschäftigten, eine wichtige, aber für die damals behandelten Patienten schwerwiegende Entdeckung. In der Annahme, dass ein Ohrgeräusch vom Innenohr ständig an das Gehirn weitergeleitet wird, versuchte man verzweifelten Patienten zu helfen, indem man operativ den

Tinnitus als Ohrwurm

Ein Ohrgeräusch, auch wenn es zunächst im Innenohr produziert wird, kann in der Wahrnehmung im Mittelhirn wie ein »Ohrwurm« abgespeichert werden und somit unabhängig vom Innenohr weiter bestehen!

Hörnerv durchschnitt. Man dachte, dass dann die falschen Signale aus dem Innenohr nicht mehr in das Gehirn weitergeleitet würden und die Patienten somit von dem lästigen Ohrensausen befreit wären. Die durch die Operation entstehende Taubheit nahmen Arzt und Patient in Kauf.

Ergebnis: Alle so behandelten Patienten waren nach der Operation an dem betreffenden Ohr zwar taub, der Tinnitus war jedoch unverändert vorhanden, oft sogar noch schlimmer! Trotz der leidvollen Erfahrungen und gravierenden Einschränkungen durch den Verlust des Hörvermögens der Patienten waren diese Operationen ein Meilenstein auf dem Weg der Forschung über Ohrgeräusche.

3. Station: Die Großhirnrinde

Auf dem Weg hierhin erfolgten bislang alle Reaktionen auf das Gehörte, alle emotionalen Beimengungen und Reaktionen unbewusst. Das bedeutet: Bis zu dieser Verarbeitungsstelle sind wir alle »versklavt« und reagieren unkontrolliert, so wie unser akustisches Gehirn funktioniert, weil es irgendwann einmal so trainiert wurde. Wir können also primär nicht kontrollieren, ob wir uns verspannen, wenn wir die Stimme eines unangenehmen Zeitgenossen oder den »bestimmten Ton« unseres Partners hören! Diese Gefühle abzukoppeln bedarf richtiger Arbeit! Dies gilt auch für den Tinnitus: Er hat uns Angst und Sorgen gemacht, und deshalb drängt er sich in den Vordergrund unseres Lebens. Nun sind wir gezwungen, diese emotionalen Reaktionen abzutrainieren – darin besteht die Grundlage der Tinnitus-Bewältigungstherapie (Seite 109). Dies bedeutet zwar harte Arbeit, aber seien Sie versichert – es funktioniert! Hier kommen Sie vor allem durch Ablenkung vorwärts. Testen Sie es doch mal: Beschäftigen Sie sich gerade jetzt konsequent mit positiven Dingen, die Sie schon immer tun wollten.

Wie wird die Empfindlichkeit des Innenohres geregelt?

Die Empfindlichkeit und die »Aussteuerung« unseres Innenohres funktioniert wie bei einem Mikrofon. Ist unser Ohr, z. B. in einer Diskothek, einer lauten Beschallung ausgesetzt, wird die Empfindlichkeit des Ohres heruntergeregelt. Wenn wir in einer solchen Situation eine Hörprüfung machten, so fiele das Ergebnis messbar schlechter aus als vor dem Diskothekenbesuch. In dieser Situation bedeutet das schlechtere Hör-

» Heute kann man mithilfe der sog. funktionellen Magnetresonanztomografie (fMRI) den Tinnitus im Gehirn sichtbar machen. Man kann sehr genau alle Nervenzellen »aufleuchten« lassen, die sich zum Zeitpunkt der Aufnahme mit Tinnitus »beschäftigen«. Die Intensität dieser Beschäftigung wird farblich dargestellt. »Rot« bedeutet eine intensive Stoffwechselaktivität.

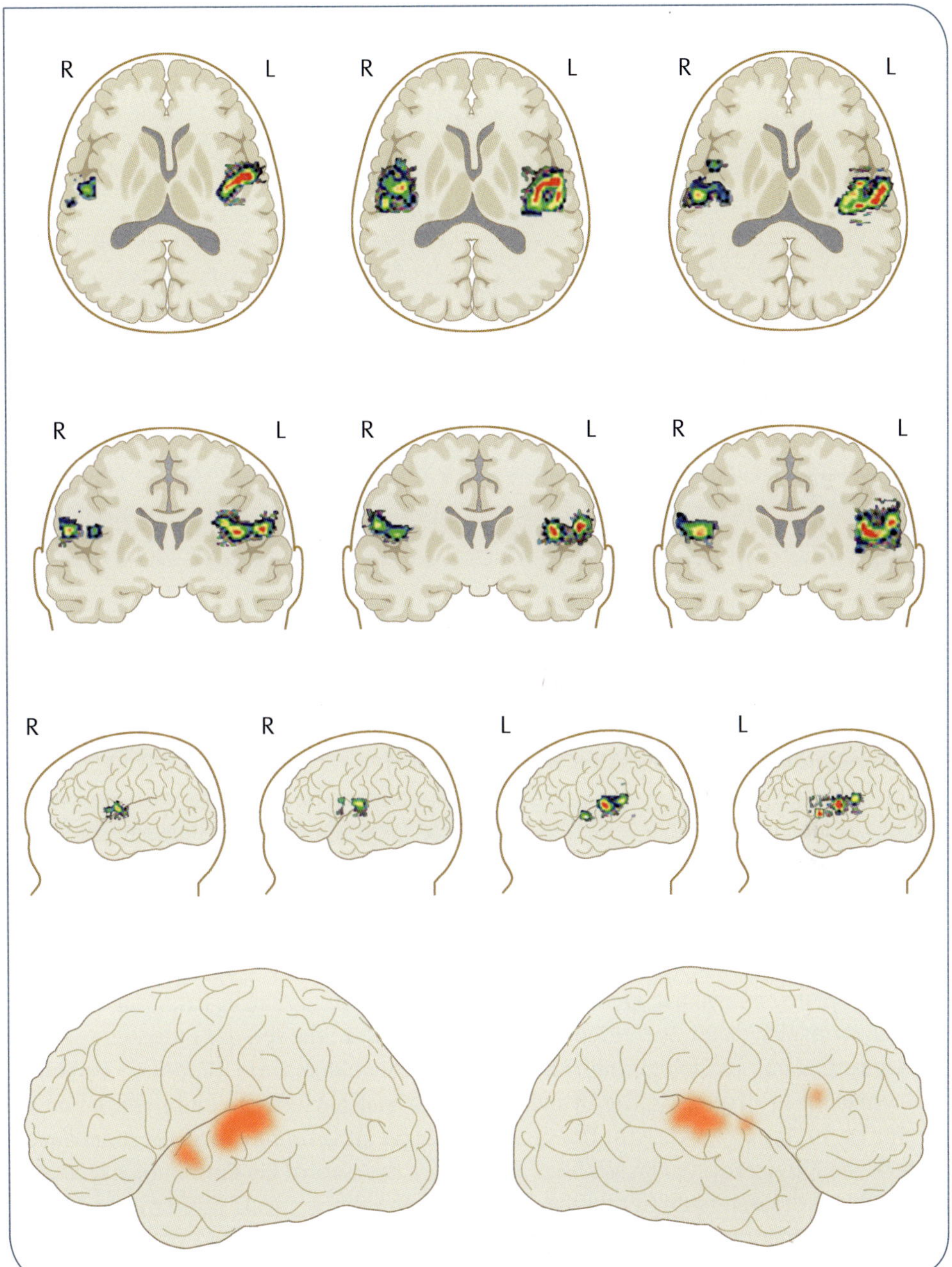
R
L
R
L
R
L
R
L
R
L
R
L
R
R
L
L

Können Sie Gras wachsen hören?

Die Empfindlichkeit des menschlichen Ohres ist so groß, dass eine Bewegung des Trommelfells um weniger als ein Zehntel des Durchmessers eines Wasserstoffatoms zu einer Hörempfindung führen kann. Manche Menschen mit extrem gutem Gehör können unter idealen akustischen Bedingungen, etwa in einem schalldichten Raum ohne Echo, die Brown'sche Molekularbewegung, also die Bewegung der Moleküle, hören. Damit einige der Klangfrequenzen nahe 3000 Hertz wahrgenommen werden, müssen die Schwingungen im Trommelfell bis zu einem Milliardstel Zentimeter klein sein!
Im Gegensatz zum Sehnerv, der über eine Million Nervenfasern verfügt, besteht ein Hörnerv nur aus etwa 30000 Nervenfasern. Trotzdem kann das Ohr auf der Grundlage der Frequenz und der Intensität ungefähr 340000 Einzeltöne unterscheiden. Noch heute wird über die Mechanismen gerätselt, die das Hörsystem so effizient machen.

ergebnis jedoch nicht, dass es bereits zu einer Schädigung des Ohres gekommen ist, sondern es zeigt, wie das Ohr sich selbst steuert bzw. vom Gehirn aus aktiv in seiner Empfindlichkeit gesteuert wird (Disco-Besuch, Seite 21).

Hyperakusis: Wenn das Filtersystem versagt Es gehört heute schon zum normalen Straßenbild: Menschen mit Kopfhörern. Die meisten hören Musik, andere halten den Umgebungslärm nicht aus und schützen sich davor. Sie leiden an Hyperakusis, einer pathologischen Empfindlichkeit des Hörsystems. Die Ursache hierfür ist im Gehirn zu suchen: Die verschiedenen Filterstationen lassen hierbei auch die unbedeutendsten Geräusche zur Wahrnehmung durch und verstärken sie sogar noch. Nutz- und Störschall können nicht mehr getrennt werden. So werden anfänglich Kindergeschrei, Geschirrklappern, Autogeräusche etc. unangenehm, später sind es die normalen Alltagsgeräusche unserer zivilisierten Welt. Resultat ist dann ein Vermeidungsverhalten, das die Sache aber noch schlimmer macht: Je mehr sich die Betroffenen vor Lärm schützen, umso empfindlicher werden sie. Dies führt dann zu sozialer Isolation, mit entsprechend weitreichenden Konsequenzen. Hyperakusis kann mit verschiedenen Krankheiten des Innenohres zusammenhängen, die Hauptursache sind aber meistens Ängste und Depressionen. Der damit verbundene Stress führt dazu, dass das Gehirn die Empfindlichkeit der Ohren erhöht. Dieser Stressmechanismus hatte früher seinen Sinn, da wir bei drohender Gefahr die »Ohren spitzen« müssen, aber in unserer zivilisierten Welt läuft dieser Mechanismus ins Leere. Zur Unterstützung der meist notwendigen psychologischen Behandlung kommen allgemein körperliche wohltuende Behandlungen in Betracht und auch akustisches Training mit Musik und Rauschgeräten (Seite 136).

Tensor-tympani-Syndrom Infolge eines Lärmtraumas mit Erschrecken kommt es zu einer sehr lästigen Überempfindlichkeit der betroffenen Ohren mit Missempfindungen (Ohrdruck), Hyperakusis und starken Verspannungen der HWS und des Kiefergelenks. Diese besondere Reaktion muss früh erkannt werden, da sie sonst chronisch und schwer zu behandeln wird. Prinzipiell bestehen die gleichen Therapieempfehlungen wie bei einer Hyperakusis mit psychologischer Unterstützung zur Traumatherapie und die Behandlung der Muskelverspannungen.

Karl B.

Eine Gondelfahrt mit Nachwirkungen

»Bei einer sonntäglichen Spazierfahrt mit meiner Frau im Cabrio kamen wir an einem Volksfest vorbei. Spontan wünschte sich meine Frau eine Fahrt mit dem Riesenrad. Ich willigte ein, und ein paar Minuten später saßen wir beide in einer der Gondeln. Als die Fahrt dann begann und sich die Gondel langsam in schwindelnde Höhe erhob, wurde mir bewusst, dass ich ja eigentlich Höhenangst habe. Ich war total verzweifelt, weil ich das Riesenrad ja nicht anhalten konnte! Für die Dauer der Fahrt war ich meiner Angst hilflos und unkontrolliert ausgesetzt.

Endlich, nach unendlich lang erscheinenden Minuten, kam das Riesenrad zum Stillstand. Schweißgebadet und voller Angst stieg ich aus der Gondel aus. Dann bemerkte ich einen Summton und ein Rauschen in beiden Ohren. In Erinnerung an dieses schreckliche Ereignis wurde das Ohrgeräusch zum Problem, und ich war in den nächsten Tagen und Wochen kaum mehr in der Lage, meinen alltäglichen Aufgaben und Pflichten nachzukommen. Ich reagierte völlig panisch auf lautere Geräusche. Der Arzt sagte, es sei ebenfalls eine Hyperakusis (Seite 38) eingetreten!«

Kommentar

Dieser Fall aus meiner Sprechstunde verdeutlicht, wie psychischer und körperlicher Stress einen Tinnitus auslösen können und welche pathophysiolo-

gischen (krankhaften) Reaktionen im Gehirn eintreten. Wie der Fall eindeutig belegt, ist das Innenohr von Karl B. in keiner Weise geschädigt worden. Das Ohrgeräusch entstand durch eine übersteigerte Aktivierung vom Gehirn aus.

Besonders fatal war in diesem Fall, dass die Entstehung des Ohrgeräusches mit Ängsten verknüpft war. Das neue Signal, das Karl B. jetzt hörte, verbunden mit den noch vorhandenen Angstgefühlen, ließ ihn nicht mehr schlafen und zur Ruhe kommen. Es ist jedem verständlich, dass die Therapie in einem solchen Fall nicht mit der Gabe von durchblutungsfördernden Substanzen oder anderen Medikamenten erfolgreich sein kann. Hier half nur eine verhaltenstherapeutische, psychologische Kurzzeitbehandlung, die das überaktive Hörsystem durch Erklärungen, aber auch durch spezielle Übungen wieder in Normalfunktion bringen konnte. Damit stellte sich schnell Erfolg ein und das Ohrgeräusch verschwand.

Dank einiger deutschsprachiger Tinnitus-Experten wurde es möglich, die psychologische Therapie eines Tinnitus in das Gesamtkonzept der Tinnitus-Behandlung zu integrieren. Voraussetzung dafür war, dass HNO-Ärzte und Psychologen aufeinander zugingen, um das Fachgebiet des jeweils anderen kennenzulernen und schließlich zu einer gemeinsamen Behandlung zu gelangen. Heutzutage sieht die ideale Tinnitus-Behandlung vor, dass sich an die Diagnosestellung durch den HNO-Arzt innerhalb weniger Tage eine psychologische Diagnostik und Behandlung anschließt. Aus hirnphysiologischer Sicht ist dies von grundlegender Bedeutung: Wie im vorliegenden Fall beschrieben, kommt es dann nicht zu der Ausbildung eines pathologischen Tinnitus-Netzwerkes im Gehirn. Die zugrunde liegenden Alarmreaktionen, die eigentlich gar nichts mit dem Geräusch zu tun haben, können sofort erkannt und aufgelöst werden. Die enge Zusammenarbeit zwischen HNO-Arzt und Psychologe führt dazu, dass der Patient nicht das Gefühl hat, zu einem Psychologen »weggeschickt« zu werden, sondern er kann die Notwendigkeit eines gemeinsamen Handelns erkennen. Die deutsche Tinnitus-Liga vermittelt Adressen für Teams, bestehend aus HNO-Ärzten und Psychologen, bei denen die Tinnitus-Betroffenen gut aufgehoben sind. «

Stress im Ohr

Unter Stressbedingungen, wenn alle Systeme unseres Körpers mit Höchstleistung arbeiten müssen, ist auch unser Hörsystem maximal angespannt. Dabei wird das Innenohr vom Gehirn aus bis zu einem Höchstmaß an Empfindlichkeit »aufgedreht«.
Ist die Stresssituation von krankmachendem Ausmaß oder Dauer, kommt es zum sogenannten »Manager-Tinnitus«, d. h., hier wird durch die übersteigerte Aktivierung des Innenohres ein Tinnitus ausgelöst, wobei die Funktionsstörung wahrscheinlich im Bereich der Ionenpumpen und der synaptischen Übertragung zu suchen ist. Das Hören ist in diesen Fällen völlig normal, eher im Sinne einer Geräuschüberempfindlichkeit (sogenannte Hyperakusis) verändert. Trotz dieses »Normalbefunds« produziert das jetzt »überdrehte« Innenohr ein falsches Signal: das Ohrgeräusch. Stressanalyse und Stressreduktion spielen deshalb bei allen Tinnitus-Formen und insbesondere bei der Hyperakusis eine bedeutende Rolle.
Das Hörsystem fasst eine sehr weite Spanne von Reizintensitäten zusammen – vom Rascheln eines Blattes im Wind bis zu einem Donnerschlag – und bewältigt diese in einem komplexen Wahrnehmungsapparat. Beim Menschen liegt der Gesamtbereich der hörbaren Frequenzen ungefähr zwischen 15 und 20 000 Hertz. Am empfindlichsten reagiert das Ohr jedoch auf Töne zwischen 1000 und 4000 Hertz.

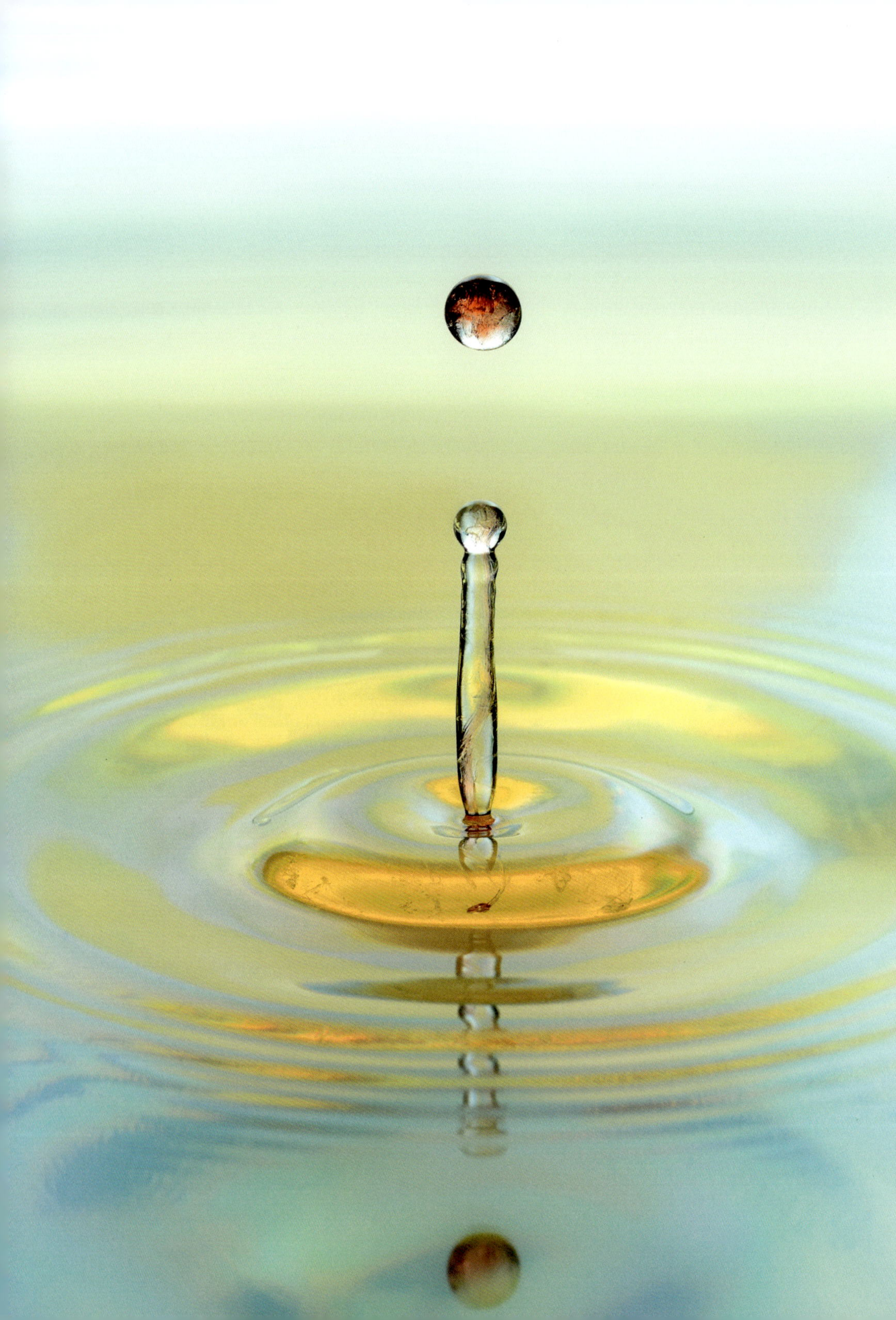

Dem Tinnitus auf den Grund gehen

Konnten Krankheiten ausgeschlossen werden, die einer spezifischen Therapie bedürfen, wird ein »idiopathischer Tinnitus« diagnostiziert.

Ursachen des Tinnitus

Der HNO-Arzt unterscheidet die folgenden Ohrgeräusche: »subjektive« nimmt nur der Betroffene wahr, »objektive« dagegen hört auch der Untersucher.

Bei Ohrgeräuschen steht die Suche nach der Ursache an erster Stelle, damit keine Krankheit übersehen wird, die einer spezifischen Therapie bedarf. Sind solche Störungen ausgeschlossen, wird die »Ausschlussdiagnose« Tinnitus gestellt. Dieser kann viele Ursachen haben.

Mögliche Ursachen subjektiver Ohrgeräusche

- Hörsturz (akuter Verlust des Gehörs)
- akutes Lärmtrauma
- chronische Lärmschwerhörigkeit
- »Idiopathische Innenohrschwerhörigkeit«
- »Altersschwerhörigkeit«
- Morbus Menière (anfallsweise auftretender Überdruck im Innenohr)
- Otosklerose (Verknöcherung des Steigbügels)
- chronische Mittelohrentzündung
- Innenohrschwerhörigkeit aufgrund einer Immunkrankheit
- Schädel-Hirn-Verletzung mit oder ohne Felsenbeinbruch
- Akustikusneurinom (Geschwulst des Hörnervs)
- Nebenwirkung von Medikamenten
- Herz-Kreislauf-Krankheiten, insbesondere Herzrhythmusstörungen und Bluthochdruck
- Stoffwechselkrankheiten (z. B. Zuckerkrankheit, Schilddrüsenfehlfunktion)
- Nierenkrankheiten
- Polyzythämie (Blutkrankheit mit Vermehrung der roten Blutkörperchen)
- Anämie (Mangel an roten Blutkörperchen)

- funktionelle Störungen der HWS
- Erkrankung des zentralen Nervensystems
- funktionelle Störungen des Kiefergelenks
- muskuläre Ursachen
- Tubenfunktionsstörungen

Mögliche Ursachen objektiver Ohrgeräusche

In Hals und Körper:
- Einengung der großen hirnversorgenden Arterien (Arteria carotis und Arteria vertebralis)
- Tumoren im Bereich der Halsschlagader (Karotis)
- Blutschwämme
- Herzfehler

Im Kopfbereich:
- direkte Gefäßverbindungen (Fisteln) zwischen Arterien und Venen
- Hämangiome (Blutschwämme)
- Arteriosklerose (»Verkalkung«) der Hirngefäße
- Tumor des Mittelohres
- Gefäßmissbildungen
- Veränderungen im Blutstrom der Halsvenen (»Jugular-outlet-Syndrom«)

Durchblutungsstörungen

Die Durchblutung des Innenohrs mit der Hörschnecke wird vom Körper exakt geregelt und ist weitgehend unabhängig von den außerhalb des Kopfbereiches herrschenden Einflüssen, wie dem Blutdruck.

Lassen Sie sich durchchecken!

Checkliste Hausarzt:
- EKG
- Blutbild
- Blutzuckerbestimmung
- Schilddrüsenwerte
- Dauermedikamente: Nebenwirkungen?
- Sonografie der Blutgefäße im Kopf-/Halsbereich, ggf. beim Neurologen
- Schlaf?

Checkliste Nervensystem, Neurologe:
- Sorgen, Stress, ungelöste Konflikte?
- Depression?
- Ängste?
- Panikattacken?

Checkliste Muskelapparat:
- Kiefergelenk: Knirschen (Zahnarzt)
- Orthopäde
- osteopathische Diagnostik

Blutgefäße und Nervenzellen sind in der Hörschnecke räumlich getrennt. Die Blutgefäße verlaufen nur am äußeren Rand der Hörschnecke, fern vom inneren Zentrum, in dem die Nervenzellen liegen. Aus einfachem Grund: Verliefen die Blutgefäße in direkter Nachbarschaft der höchstempfindlichen Hörnerven, würden wir ständig das Blut rauschen hören. Die Blutgefäße stehen in Verbindung mit der »Schleimhaut« des Innenohres (Stria vascularis), die die ernährende Flüssigkeit bildet.

Allerdings sind sich die Experten heute sicher, dass es nur in besonderen Fällen zu »echten Durchblutungsstörungen« kommt. Die Einnahme durchblutungsfördernder Tabletten wird deshalb heute als weitgehend sinnlos angesehen. Ausnahmen bestätigen jedoch auch hier die »Regel«: Insbesondere bei älteren Patienten und bei Menschen, deren allgemeine Durchblutung infolge von Stoffwechselerkrankungen wie z. B. Diabetes mellitus gestört ist, sind im Einzelfall durchblutungsfördernde Medikamente sinnvoll. Hier ist die Absprache und Zusammenarbeit mit dem Hausarzt und dem Internisten wichtig.

Querschnitt durch die »Röhre« der Hörschnecke

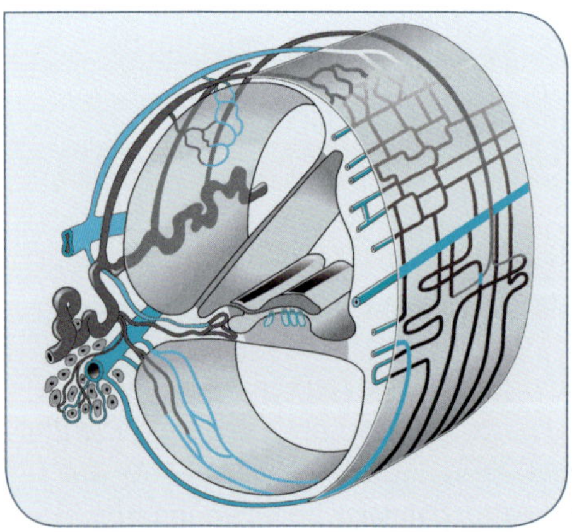

Im Falle einer echten Durchblutungsstörung ist derzeit vermutlich nur eine einzige Therapie in der Lage, dem Innenohr ernährenden Sauerstoff zuzuführen: die hyperbare Sauerstofftherapie (Seite 121).

Hörsturz

Oft ist der Beginn des Ohrgeräusches mit einem Hörsturz verknüpft. Als Hörsturz bezeichnet man die plötzlich eintretende Innenohrschwerhörigkeit eines Ohres. Der akute Funktionszusammenbruch des Innenohres kann entweder nur bestimmte Frequenzen betreffen und unterschiedlich ausgeprägt sein oder bis zur vollständigen Ertaubung reichen. Heute werden als Ursache des Hörsturzes im Wesentlichen akute Durchblutungsstörungen, aber auch Virusinfekte, Störungen der Immunabwehr oder Funktionsstörungen der Nervenbahnen des Innenohres vermutet.

Eine besondere Form ist die Ruptur des runden Fensters. Luftanhalten und starkes Pressen (schwerer Stuhlgang, Überanstrengung beim Tragen schwerer Dinge, abrupter Druckausgleich beim Tauchen) kann zum Platzen der Ausgleichsmembran an der Hörschnecke und damit auch zum Hörsturz bis zur vollständigen Ertaubung führen. Diese be-

Lärmschwerhörigkeit: Vermeidung und Therapie

Die chronische Lärmschwerhörigkeit kann eindeutig durch Schutzvorkehrungen (Tragen von Gehörschutzkapseln oder Gehörschutzwatte) vermieden werden.

Eine Lärmschwerhörigkeit kann weder durch Medikamente noch durch andere Therapieformen repariert werden. Hier ist eine bleibende Schädigung des Innenohres mit Verlust der Haarzellen eingetreten. Therapeutisch steht im Vordergrund, einer weiteren Verschlechterung vorzubeugen, indem am Arbeitsplatz und in der Freizeit konsequent ein Gehörschutz getragen wird. Sind die Ohren dem Lärm nicht mehr ausgesetzt, verschlechtert sich die Schwerhörigkeit nicht weiter. Erfolgen Gutachten zur beruflich bedingten Schwerhörigkeit, wird diese Tatsache sehr genau berücksichtigt: So wird für eine Hörverschlechterung nach Berentung nicht mehr beruflicher Lärm als Ursache gesehen.

sondere Form des Hörsturzes ist immer auch mit akutem Drehschwindel verbunden. Ein davon betroffenes Ohr muss operativ eröffnet und inspiziert werden. Abhilfe kann ein operativer Verschluss des runden Fensters schaffen.

Akutes Lärmtrauma

Ein Knalltrauma durch Explosion, Schießen o. Ä. kann das Innenohr direkt schädigen. Ist die Energie des Schall- und des Luftdrucks sehr groß, kann auch das Trommelfell reißen. Unter Umständen können sogar die Gehörknöchelchen zerstört werden. Die Folgen für das Innenohr sind verheerend: Mechanisch werden die empfindlichen Strukturen des Innenohres, besonders die kleinen Haarzellen, zerstört. Vom Ausmaß der Zerstörung dieser Haarzellen hängt es ab, ob ein daraus resultierender Hörschaden nur funktionell ist, ob also der Körper die Haarzellen wieder reparieren kann, oder ob eine dauerhafte Schädigung – oft verbunden mit Tinnitus – entsteht. Moderne Forschungsbestrebungen bestehen darin, genau bei dieser Schädigung heilend einzugreifen.

Chronische Lärmschwerhörigkeit

Eine dauerhafte Lärmbelastung führt im Laufe der Zeit zu einer zunehmenden Schwerhörigkeit, bei der sich meist auch ein Ohrgeräusch entwickelt. Schallpegel über 85–90 dB, die dauerhaft auf ein Ohr einwirken, führen allmählich zur Schwerhörigkeit zunächst im Hochtonbereich, greifen später jedoch auf alle Frequenzen über. Die Lärmschwerhörigkeit ist die häufigste Berufskrankheit.

»Idiopathische Innenohrschwerhörigkeit«

Bei der größten Zahl der Patienten mit einer Innenohrschwerhörigkeit lässt sich keine direkte Ursache finden. Dieser Umstand wird mit dem wohlklingenden Wort »idiopathisch« umschrieben. Häufig liegt ein Erbfaktor vor, d. h., Vorfahren des Patienten waren ebenfalls schwerhörig, sodass hier eine erbliche Belastung angenommen werden kann. Dies betrifft auch die sogenannte »Altersschwerhörigkeit», die aber auch ein Spiegelbild der Lärmbelastung während eines ganzen Lebens darstellen kann. Wenn bei diesen Formen der Schwerhörigkeit das Sprachverständnis gestört oder ein ausgeprägtes Ohrgeräusch damit verbunden ist, sollte frühzeitig auf eine optimale Hörgeräteversorgung geachtet werden.

Schädel-Hirn-Trauma

Kopfverletzungen können zu Tinnitus und Schwerhörigkeit führen, v. a. bei einem Schädelbasisbruch mit Beteiligung des Felsenbeins, in dem die Hörschnecke liegt. Die Ohrstrukturen können durch Knochenbrüche oder unmittelbare Gewalteinwirkung direkt zerstört werden, oder die Innenohrfunktion wird vorübergehend oder dauerhaft infolge der traumatischen Erschütterung gestört – ähnlich wie bei einer Gehirnerschütterung. Schwindel, Tinnitus und Schwerhörigkeit nach einem solchen Trauma sollten daher rasch HNO-ärztlich abgeklärt werden.

Akustikusneurinom

Beim Akustikusneurinom handelt es sich um eine gutartige Gewebsvermehrung des Hör- und Gleichgewichtsnervs (Nervus statoacusticus). Dieser gutartige Tumor wächst sehr langsam. Er entwickelt sich aus der Nervenhülle und drückt im Laufe seines Wachstums auf den Nerv, wodurch es zu einer schleichend zunehmenden Schwerhörigkeit des betroffenen Ohres und zu Tinnitus kommt, mitunter auch zu Gleichgewichtsstörungen. Der Hörverlust betrifft in vielen Fällen zunächst den Hochtonbereich. Dabei fällt immer die Einseitigkeit der Schwerhörigkeit auf. Das Akustikusneurinom muss als eine der möglichen Diagnosen bei Tinnitus und Hörstörungen immer ausgeschlossen werden. Dies geschieht durch die Ableitung der Nervenimpulse/BERA (Seite 180) oder evtl. durch Kernspintomografie.

Ein Akustikusneurinom muss nicht immer operiert werden und wegen des langsamen Wachstums dieses gutartigen Tumors ist in der Regel keine Eile geboten. Das Hörvermögen kann unter bestimmten Gegebenheiten mit einem Cochlea-Implant (Seite 128) wiederhergestellt werden.

Otosklerose

Die Otosklerose ist eine erbliche Verknöcherungstendenz des Steigbügels. Es kommt hierbei zu knochenartigen Verwachsungen der Fußplatte des Steigbügels, der die Verbindung zwischen Mittel- und Innenohr herstellt. Diese Verwachsungen behindern die Beweglichkeit des Steigbügels und stören zunehmend die Schallübertragung, sodass eine Mittelohrschwerhörigkeit entsteht. Mitunter ist Tinnitus, meist in Form eines Rauschens, ein erster Vorbote dieser Hörstörung. Frauen sind etwas häufiger betroffen als Männer. Durch hormonelle Umstellungen, z. B. in der Schwangerschaft oder durch die Einnahme der »Pille«, kann eine Otosklerose aktiviert werden.

Die Otosklerose wird operativ behandelt, indem der Steigbügel durch eine Prothese aus Titan ersetzt wird. Mit den heute üblichen mikrochirurgischen Verfahren ist diese Operation ungefährlich, und sie kann wieder zu einem normalen Hörvermögen führen. Die Erfolge können jedoch beschränkt sein, da sich in manchen Fällen nicht nur eine Schallübertragungs-(Mittelohr-)Schwerhörigkeit entwickelt, sondern, vermutlich infolge autoimmunologischer Prozesse, auch eine Innenohrschwerhörigkeit entstanden ist.

Diese Innenohrschwerhörigkeit kann nicht durch die Operation behoben werden. Es zeigt sich jedoch, dass das Fortschreiten der Innenohrschwerhörigkeit bei Otosklerose durch die operative Behandlung gestoppt werden kann. Die Chancen, durch die Operation einen Tinnitus zu beheben, liegen bei etwa 50 Prozent. Ein wesentliches Argument für die Operation auch hinsichtlich des Tinnitus lautet: Indem das Hörvermögen verbessert wird und die Außengeräusche besser zu hören sind, wird der Tinnitus überdeckt und somit unterdrückt. Er geht in der akustischen Umgebung unter.

Mittelohrentzündungen

Nur selten geht die Ursache eines Ohrgeräusches auf eine chronische oder akute Mittelohrentzündung zurück. Bei der akuten Mittelohrentzündung tritt sehr häufig ein vorübergehendes Ohrgeräusch auf, das mit Abklingen der Entzündung jedoch wieder verschwindet. Eine Besonderheit ist die sogenannte Grippe-Otitis. Bei dieser durch Viren hervorgerufenen Mittelohrentzündung kann das Innenohr beteiligt sein. Ein sich daraus entwickelnder Tinnitus bleibt im ungünstigen Fall erhalten.

Bei der chronischen Mittelohrentzündung können Trommelfellperforationen entstehen, Gehörknöchelchen zerstört oder die Funktion der Ohrtrompete dauerhaft beeinträchtigt werden. Dennoch kommt es eher selten zu Ohrgeräuschen.

Medikamente

Etliche Medikamente können zu einer Innenohrstörung mit begleitendem Ohrgeräusch führen. Hierzu zählt insbesondere die Acetylsalicylsäure (z. B. ASS®, Dolomo®, Aspirin®), die bei hoher Dosierung Tinnitus auslöst. Nach Absetzen des Medikamentes verschwindet das Ohrgeräusch i. d. R. wieder. Mögliche weitere Tinnitus auslösende Medikamente sind Chinin, bestimmte entwässernde Medikamente (Diuretika), Antibiotika (Aminoglykoside) und Chemotherapeutika (in der Krebsbehandlung). Tinnitus-Patienten sollten daher immer die möglichen Nebenwirkungen von Medikamenten kennen.

Immunogene Innenohrschwerhörigkeit

Bei der immunogenen Innenohrschwerhörigkeit lagern sich Stoffwechselprodukte aus der Immunabwehr von Viren oder Bakterien, sogenannte Immunkomplexe, entlang der feinen Blutgefäße des Innenohres ab und beeinträchtigen dadurch den Blutstrom und somit die Innenohrfunktion. Zur Behandlung steht Kortison zur Verfügung, da dieses Hormon Immunprozesse unterdrückt. Diese Behandlung gehört aber in die Hand von Spezialisten!

Kreislaufkrankheiten

Störungen des Kreislaufsystems, v. a. Herzrhythmusstörungen, aber auch hoher Blutdruck, sind Risikofaktoren, die die Durchblutung des Innenohres gefährden und zu Funktionsstörungen führen.

Stoffwechselkrankheiten

Krankheiten des Wasserhaushaltes, des Fett- und Zuckerstoffwechsels, insbesondere die Zuckerkrankheit (Diabetes mellitus), müssen rechtzeitig erkannt und konsequent behandelt werden. Beim chronischen Tinnitus können die genannten Stoffwechselkrankheiten zu einer Verschlechterung des Ohrgeräusches führen.

Sehr wichtig ist hier die Abklärung der Schilddrüsenfunktion durch Sonografie, Labor und Szintigramm. Personen mit Unter-, aber auch mit einer Überfunktion der Schilddrüse sind anfällig für Tinnitus.

Erkrankungen des ZNS

Verschiedene neurologische Erkrankungen des zentralen Nervensystems (ZNS), insbesondere die Multiple Sklerose, können ebenfalls mit Ohrgeräuschen verknüpft sein. Besteht der Verdacht auf eine neurologische Erkrankung, muss der Facharzt zu Rate gezogen werden.

Gefäßveränderungen

Normalerweise ist der Pulsschlag im Ohr nicht zu hören. Da unser Puls einen ungeheuren Lärm im Ohr verursachen würde, ist das Innenohr, in dem die Schallwellen in Nervenimpulse umgewandelt werden, frei von Blutgefäßen. Die notwendigen Nährstoffe befinden sich in einer Lösung, der sogenannte Endo- und Perilymphe, die diesen Bereich ständig umspült. Verschiedene Krankheitsbilder können dennoch zu Problemen führen:

- Stenosen, also Einengungen der Blutgefäße (insbesondere der Hauptschlagader des Halses und der Halsschlagadern entlang der Wirbelsäule), aber auch Herzfehler können dazu führen, dass Strömungsgeräusche in der Blutbahn bis ins Ohr weitergeleitet werden.
- Krankhafte Veränderungen der Schlagadern lösen ein pulssynchrones Klopfen oder Rauschen aus. Der Untersucher hört dieses Strömungsgeräusch in den meisten Fällen mit dem Stethoskop in der Ohrumgebung. Eine notwendige Untersuchung!
- Gewächse, die aus Blutadern entstehen, wie Blutschwämme (Hämangiome) und der Glomustumor des Mittelohres oder der Hauptschlagader, können ebenfalls zu Ohrgeräuschen führen. Der Tumor besteht aus Wucherungen von Blutgefäßen: Er bildet ein Gefäßknäuel, das infolge seiner Nachbarschaft zu Mittelohranteilen oder auch durch Strömungsgeräusche ein pulsierendes Ohrgeräusch verursacht.
- Besonders nach Kopftraumata, aber auch spontan oder durch geburtsbedingte Anomalien kann es zu Blutgefäß-Fisteln (arteriovenösen Fisteln) kommen. Dies sind Verbindungen zwischen den abfließenden (Venen) und den zuführenden Blutleitern, den Arterien. Normalerweise sind diese beiden Gefäßsysteme durch Haargefäße (Kapillaren) voneinander getrennt. Entstehen hierbei jedoch Verbindungen, treten ausgeprägte, ebenfalls pulssynchrone Kopf- oder Ohrgeräusche auf.

Halsgefäße untersuchen lassen

Ein dem Pulsschlag des Herzens ähnlicher Tinnitus muss immer als Alarmsignal für eine ernst zu nehmende Gefäßerkrankung gewertet werden! Die medizinische Diagnostik umfasst eine Herzgefäßuntersuchung, auch mit Ultraschall, sowie eine Kernspintomografie mit Darstellung der Kopf-Hals-Gefäße.

Die mit pulssynchronen Ohrgeräuschen verbundenen Gefäßerkrankungen sind in der Mehrzahl der Fälle durch eine geeignete Operation zu behandeln. Tumoren müssen meistens durch einen operativen Eingriff entfernt werden. Fisteln können heute mittels eleganter radiologischer Techniken verödet werden.

»Jugular-outlet-Syndrom«

Bei dieser besonderen Art des Tinnitus berichten die Patienten über ein einseitiges Rauschen im Ohr, das mitunter als pulssynchron angegeben wird. Dabei bringt eine Kopfwendung in die eine oder andere Richtung oder auch ein nur leichter Druck auf die betroffene Halsregion das Geräusch völlig zum Verschwinden. Als Ursache wird ein abnormer Strömungsfluss in den großen Hals- und Gehirnvenen vermutet. In wenigen Fällen findet man einen gesteigerten Hirndruck.

Da es hierfür verschiedene Ursachen gibt, ist immer eine nervenärztliche Untersuchung notwendig. Ist eine neurologische Erkrankung ausgeschlossen, kann bei einem sehr störenden Ohrgeräusch die große Halsvene chirurgisch unterbunden werden. In der Regel hört das Ohrgeräusch danach auf.

Auch internistische Erkrankungen, die die Fließeigenschaften des Blutes verändern, können zu pulssynchronen Ohrgeräuschen führen, z. B. eine Blutarmut oder eine starke Vermehrung der Blutkörperchen. Daher ist bei Tinnitus immer auch der Hausarzt gefragt!

Die Muskeln des Mittelohres als Ursache

Die Verbindung des Mittelohres zum Mund-Rachen-Raum über die Ohrtrompete (Tuba Eustachii) und die im Mittelohr befindlichen beiden Muskeln machen das Auftreten muskulärer Geräusche möglich.

Der Musculus tensor tympani kann über den Hammergriff das Trommelfell in seiner Spannung verändern. Der Musculus stapedius zieht den Steigbügel bei zu starker Lärmbelastung nach hinten und reduziert somit eine zu starke Schallübertragung auf das Innenohr. Wie bei jedem Muskel des Körpers kann es auch bei diesen Muskeln durch nervale Fehlsteuerung oder eine Irritation des Muskels zu einer krampfartigen Anspannung kommen. Diese Muskelkrämpfe führen dann zu einem meist als Ticken empfundenen Ohrgeräusch.

Oft ist dieses Phänomen nur vorübergehend. Selten muss es durch Medikamente behandelt werden, die beruhigend auf die Muskulatur wirken (Magnesium, Muskelrelaxanzien). Im Extremfall können die Muskeln durch eine kleine Operation durchtrennt werden, ohne wesentliche Folgen für das Ohr oder für den Patienten. Ein Teil der Kaumuskeln (Myoklonus des Musculus tensor oder des M. levator veli palatini) kann ähnlich wie die Mittelohrmuskeln durch Verkrampfungen oder Fehlinnervation zu störenden Geräuschen in der Ohrregion führen. Die Therapie dieser Störungen kann im Einzelfall sehr schwierig sein. Erfreulicherweise ist diese Art von Ohrgeräusch sehr selten.

Tubenfunktionsstörungen

Auch eine gestörte Funktion der Ohrtrompete, der eustachischen Röhre, kann zu Ohrgeräuschen führen. Sie hat eine äußerst wichtige Funktion: die Belüftung des Mittelohrs. Funktioniert die Tube nicht, kommt es zu Mittelohrentzündungen, Paukenergüssen sowie zu einem ernsthaften Fortschreiten der Entzündung bis hin zur Knocheneiterung. Als Ursache einer Tubenfunktionsstörung kommen alle entzündlichen oder tumorösen Schwellungen im Nasen-Rachen-Raum oder in der hinteren Nase in Betracht.

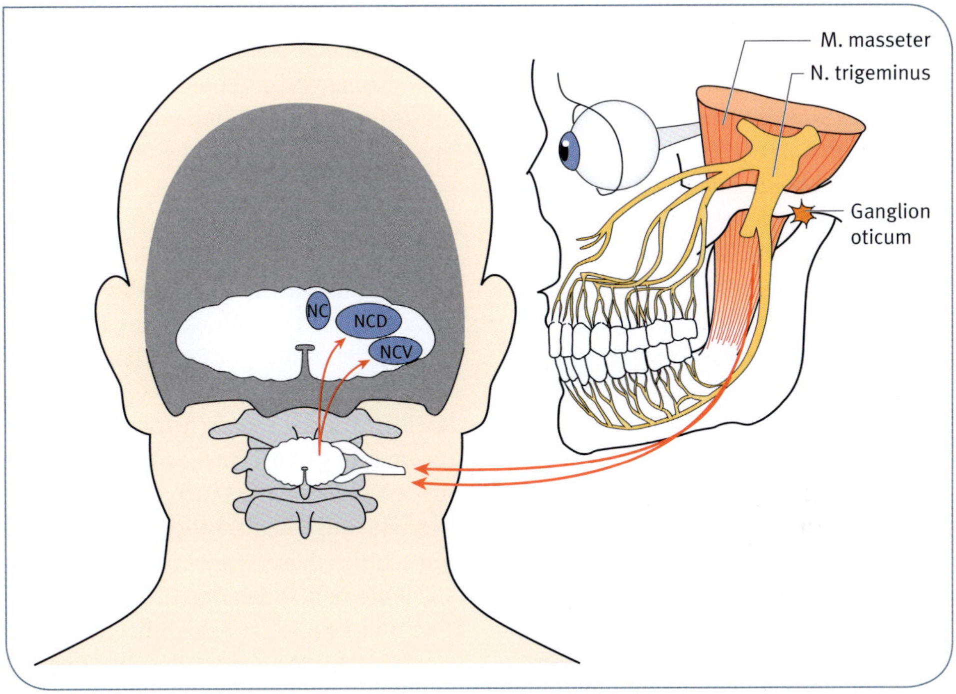

▲ Das Netzwerk Kiefer – HWS – Ohr: Die Verbindung von Rückenmarks-, Gesichts- und Kopfnerven bietet häufig Angriffsfläche für Störungen.

Sowohl die Störung des Schließ- als auch des Öffnungsmechanismus können ein Rauschen bzw. lästige Begleitgeräusche beim Schlucken und Kauen hervorrufen. Wenn die Tube offen steht, also eine klaffende Tube vorliegt, hören die Patienten oftmals ihre eigene Stimme sehr verändert und haben ein Druckgefühl auf dem Ohr. Schon eine geringe Schwellung der Tubenschleimhaut genügt, um den sehr feinen Öffnungsmechanismus zu stören. So erklärt sich auch das sogenannte »Zufallen der Ohren« bei einer akuten Infektion der Nase und des Rachens. Die Schwerhörigkeit klingt normalerweise nach dem Schnupfen wieder ab oder lässt sich manchmal allein durch einen kurzen Überdruck im Nasenraum beheben: Bei geschlossenem Mund und zugehaltener Nase kräftig in die Nase ausatmen. So wird Luft durch die Tube ins Mittelohr gedrückt. Sie kennen das Gefühl einer vorübergehenden Tubenfunktionsstörung möglicherweise aus dem Flugzeug oder vom Tauchen.

Die Therapie dieser gestörten Tubenfunktion setzt eine exakte Diagnostik voraus. Bei der offenen Tube sind Maßnahmen notwendig, die den Verschluss herbeiführen (meistens Gewichtszunahme, unter Umständen Injektion von Teflon im Bereich der Tubenöffnung). Eine verschlossene Tube führt zur Minderbelüftung des Mittelohres. Sie wird durch Einlage eines Paukenröhrchens und Training der Tubenfunktion behandelt – hierzu eignet sich das Durchblasen.

Dehiszenz (Öffnung) des oberen oder hinteren Bogenganges

Das Gleichgewichtssystem besteht aus drei verschiedenen knöchernen Röhren (Bogengängen), von denen die obere und die hintere an das Gehirn grenzen. In seltenen Fällen sind diese nicht knöchern ausgekleidet, sondern nur durch eine feine Membran vom umgebenden Gewebe getrennt. Sie unterliegen dann Druckschwankungen des Gehirns, sodass es zu einer Beeinflussung der Druckverhältnisse des Innenohres kommt. Mögliche Symptome sind wechselndes Hörvermögen und Schwindel, der durch Einwirkung von größeren Lautstärken ausgelöst wird. Die Therapie muss dem Spezialisten überlassen werden.

Ist das noch normal?

Schnarchen wird zur Krankheit, wenn der Schlafrhythmus gestört ist und der Atem zeitweilig aussetzt (Apnoephasen), sodass nachts die Sauerstoffkonzentration im Blut abfällt.

Schnarchen und Tinnitus

Schnarchen wird dann gefährlich und relevant für die Entstehung eines Tinnitus, wenn dabei Apnoephasen, d. h. kurzfristig andauernde Atemstillstände, in der Nacht auftreten. Dadurch kommt es zu einem u. U. gefährlichen Sauerstoffabfall im Gehirn und damit auch im Innenohr. Deshalb muss ein nächtliches Schnarchen hinsichtlich dieser Apnoephasen untersucht werden. Dies gelingt heute durch eine unkomplizierte Schlafüberwachung zu Hause mit Hilfe von Screening-Geräten.

Die Nachbarschaft: Halswirbelsäule und Kiefergelenk

In unmittelbarer Nähe des Gehörgangs befinden sich vorne das Kiefergelenk und unten der erste Wirbel der Halswirbelsäule. Die Strukturen haben eine enge Nervenverbindung, sowohl untereinander als auch zum Gehörgang und zum Mittelohr. Diese Nervenverbindungen bestehen auch im oberen Rückenmark. Die dort sitzenden Nervenzellen sind mit verschiedenen Gesichts- und Kopfnerven verschaltet. Eine krankhafte Aktivierung dieser Nerven vom Kiefergelenk und der oberen Halswirbelsäule kann

Tinnitus bei Kindern

Kinder beklagen sich selten über Tinnitus-Wahrnehmungen. Sie haben ein nicht so stark ausgeprägtes Körperempfinden und sind leichter ablenkbar, sodass sie über ein leises Ohrgeräusch schnell »hinweghören«. Dieses Hinweghören ist prinzipiell positiv zu bewerten und entspricht dem, was Erwachsene oft erst lernen müssen. Es wäre deshalb falsch, Kinder durch Nachfragen immer wieder auf ein Ohrgeräusch aufmerksam zu machen. Wenn sich Kinder über ein Ohrgeräusch beklagen, muss dies jedoch ernst genommen werden! Die medizinische Behandlung, z. B. nach einem Knalltrauma, entspricht der beim Erwachsenen. HNO-ärztlich muss ein Hörschaden ausgeschlossen werden. Bei Kindern mit Ohrerkrankungen oder Schwerhörigkeit müssen die Grunderkrankungen behandelt werden.
Oft ist zu beobachten, dass sich die Eltern mehr Sorgen machen als die Kinder. Man muss deshalb – unter Umständen auch getrennt – mit Kindern und Eltern sprechen. Wichtig ist, den Tinnitus nicht zu problematisieren.

auf Höhe des Rückenmarks auf die anderen Nervenzellen überspringen und heftige Gesichts- und Kopfschmerzen sowie sensorische Symptome wie Tinnitus und Schwindel verursachen. Die Diagnostik von Kiefergelenk und Halswirbelsäule ist deshalb bei Tinnitus immer notwendig (Seite 81).

Stress und Tinnitus

Sind wir seelisch oder körperlich nicht im Gleichgewicht, tritt Stress auf. Symptome können sich auf geistiger, körperlicher oder emotionaler Ebene äußern.

Dieses Ungleichgewicht entsteht durch innere (z. B. Krankheit) oder äußere (Stör-)Faktoren (beruflich, privat) und führt zu den typischen und immer gleichen Stressreaktionen. Hierbei spielen unser Hormonsystem, das vegetative Nervensystem und das Immunsystem eine wichtige Rolle.

An der Charité in Berlin beschäftigen sich Prof. Mazurek und ihr Labor mit diesem wichtigen Thema. Im Tierversuch kann eindeutig gezeigt werden, dass Stress Tinnitus und Hörsturz auslösen kann. Ein Stress-induzierter Tinnitus führt dann schnell zu einer »Stress-Spirale« mit laufender Verschlimmerung.

Eustress Als »Eustress« wird eine Situation bezeichnet, die uns in positivem Sinne antreibt ohne begleitende Angst und ohne nachweisbar erhöhten Kortisonspiegel. Diese Reaktion führt zu einer positiven Immunstimulation und insgesamt gut regulierbaren Stressreaktion. Bei gesteigertem Stress kommt Angst hinzu. Körper und Geist sind in Alarmbereitschaft, aber noch voll funktionstüchtig. Auch dieser Zustand ist noch gut kompensierbar.

Disstress Mit zunehmendem Stress kommt es zu einer ausgeprägten Angst und einem nachweisbar erhöhten Kortisonspiegel. Dies ist dann der »Disstress«, der u. U. nicht mehr kompensierbar ist. Diese Art von Stress führt zu einer Unterdrückung des Immunsystems, zu psychischer Überforderung und dann u. U. zu Tinnitus, Nebensymptomen wie Hyperakusis und Schwindel. Blutdruck und Puls sind erhöht, der Appetit ist reduziert, der Schlaf gestört. Es drohen dadurch andere Erkrankungen bis hin zu Krebs.

Teufelskreis: Stress-Tinnitus Ist ein Tinnitus aufgetreten, wird dieser als Motor eines Teufelskreises wirken: Der Stress, sei er umweltbedingt oder innerlich durch seelische Verletzungen verursacht, wird den Tinnitus anheizen, und der Tinnitus wird wiederum die Stressreaktion verstärken. Eine Situation, die ohne fremde Hilfe nicht zu bewältigen ist!

Es wird medizinische, medikamentöse und psychologische Hilfe benötigt. Die Betroffenen befinden sich oft in einer verzweifelten Situation, deren Analyse gar nicht so einfach ist. In diesem Fall muss eine fundierte medizinische, aber auch psychologische Diagnostik (Seite 78) erfolgen.

Stress-Ebenen Stress betrifft unmittelbar vier Bereiche unseres Lebens und äußert sich auf verschiedenen Ebenen durch die folgenden Symptome:

- **Geistige Ebene:** Konzentrationsverlust, Verlust der Selbstzufriedenheit, Gedächtnisstörungen, Verlust perspektivischen Denkens, Entscheidungsprobleme, Müdigkeit, Schwierigkeiten im kognitiven Denken.
- **Gefühlsebene:** gehäufte Gereiztheit, Aggressivität, Ängste, Panikattacken, Zynismus, Fatalismus, Depression, Unfreundlichkeit, Hoffnungslosigkeit, unsachliche Schuldgefühle, Traurigkeit.
- **Körperliche Ebene:** verstärkte Muskelspannung, Schwindel, kalte Extremitäten mit Kaltschweißigkeit, trockener Mund, Unruhe, Kloßgefühl im Hals und Tinnitus (»Ich kann das nicht mehr hören!«).
- **Lebensstil:** vermehrtes Rauchen und Trinken, gesteigerte oder verminderte Nahrungsaufnahme, verlängerter oder verminderter Schlaf, Nägelkauen, körperliche Vernachlässigung und mangelnde Hygiene, aggressives Autofahren, Überarbeitung und Arbeitssucht. Der/die Gestresste selbst fühlt sich nicht mehr wohl in seiner Haut.

Felix

Karriere oder Tinnitus?

» Ich war in der Firma meines Vaters auf der Karriereleiter emporgestiegen und schließlich Chef geworden. Einen leisen Tinnitus hatte ich schon länger bemerkt, aber mit dem zunehmenden Stress im Job hatte das Ohrgeräusch an Stärke und Belästigung zugenommen. Zugegeben, die Rolle als Chef fiel mir nicht gerade leicht. Jetzt sollte ich meinen vorher gleichrangigen Arbeitskollegen Anweisungen geben – und war jetzt auch für sie verantwortlich. Das war echt ganz schön viel für mich!

Als ich mich untersuchen ließ, kam bei der psychologischen Diagnostik heraus, dass das Ohrgeräusch am Wochenende leiser war und dann zu Wochenbeginn lauter wurde. Die Psychologin und der HNO-Arzt kamen gemeinsam zu dem Schluss, dass eine medizinische Therapie für mich nicht sinnvoll wäre. Also gab ich mir einen Ruck und stellte einen Geschäftsführer ein, der weite berufliche Bereiche verantwortungsvoll übernahm. Für mich hat sich damit das Thema Tinnitus in Luft aufgelöst!«

Kommentar

Entscheidend war die gemeinsame Absprache. Wäre Felix ausschließlich medizinisch betreut worden, hätten die verschiedensten therapeutischen Maßnahmen wie durchblutungsverbessernde Tabletten, »alternative« Heilmethoden und jede andere körperorientierte Heilmethode keinen Erfolg gehabt. Im Gegenteil: Die Fixierung auf das Ohrgeräusch wäre immer stärker geworden, denn die eigentliche Ursache, die berufliche Überforderung, hätte weiterbestanden. «

Was Sie gegen Stress tun können

Machen Sie zuerst einmal alles ein wenig langsamer: Sie werden Zeit gewinnen, weil Sie nicht so viele Fehler machen.

Atmen Sie, insbesondere wenn Stress auf Sie zukommt, bewusst tief durch.

- Gehen, sprechen und essen Sie geruhsamer.
- Lassen Sie die Uhr zu Hause.
- Verzichten Sie auf das Handy (»Digital Detox«).
- Fahren Sie bewusst und langsamer Auto.
- Hören Sie bewusst Musik.
- Rufen Sie alte, positive Erinnerungen wach.
- Besuchen Sie einen guten Freund.
- Lächeln Sie mehr.
- Seien Sie bewusst freundlicher.
- Bewahren Sie Kontrolle über ärgerliche Umstände.
- Teilen Sie Ihrem Partner und den Kindern mehr Gefühle mit.
- Kommunizieren Sie – auch Dinge, die Sie immer mal »hinunterschluckten«!

Das Tinnitus-Netzwerk auflösen

Auch wenn die Ursache des Tinnitus bekannt und erfolgreich behandelt ist, kann er im Gehirn als Ohrwurm weiterbestehen! Dies geschieht dann, wenn sich das Tinnitus-Netzwerk im Gehirn etabliert hat. Sie müssen deshalb Ihr Verhalten entsprechend anpassen (Seite 96).

- Nehmen Sie Gegenstände Ihrer Umwelt bewusst wahr (Bäume, Blumen).
- Ziehen Sie sich in bestimmten Momenten zurück.
- Identifizieren Sie schlechte Gewohnheiten und beseitigen Sie sie.
- Besorgen Sie ein kleines Geschenk für jemanden, den Sie gernhaben.
- Gehen Sie mal so richtig früh ins Bett.
- Gehen Sie mal in den Wald.
- Tun Sie mit Körpertherapien (Seite 157) gezielt etwas gegen Stress.

Schwindel und Tinnitus: Der Morbus Menière

Die direkte anatomische Verbindung zwischen Innenohr und Hörnerv zeigt sich bei bestimmten Erkrankungen, die sich mit Tinnitus, Hörstörungen und Schwindel bemerkbar machen.

Ein wichtiges Beispiel hierfür ist der Morbus Menière. Die Menière-Krankheit ist ein fest umschriebenes und definiertes Krankheitsbild:

- Beginn mit Druckgefühl im Ohr
- Tinnitus in Form eines Brummens
- Störung des Hörens der tiefen Töne
- anfallsartiger Drehschwindel, der die Betroffenen blitzartig überfällt und meist mit heftigem Erbrechen und Elend verbunden ist

Die Betroffenen fühlen sich wegen des überfallartig auftretenden Schwindels und der begleitenden Hörstörungen mit Tinnitus extrem beeinträchtigt. Fast immer beginnt das Krankheitsbild mit wiederholten Hörstürzen, wobei am Anfang typischerweise nur die tiefen Frequenzen betroffen sind (Bild eines sogenannten Hydrops, Seite 70). Damit ist oft ein sehr unangenehmes Druckgefühl im betroffenen Ohr verbunden.

Zwischen den Anfällen besteht bis auf eine einsetzende Schwerhörigkeit des betroffenen Ohres Beschwerdefreiheit. Dies führt dazu, dass die Diagnose eines Morbus Menière nicht immer korrekt gestellt und die Therapie nicht konsequent durchgeführt wird. Oft müssen die betroffenen Patienten sogar hören, dass sie aufgrund psychischer Störungen einen Menière bekommen hätten. Diese Schlussfolgerung ist falsch! Es handelt sich um eine organische Erkrankung des Innenohres mit krankhafter Druckerhöhung der Innenohrflüssigkeit. Die Ursache der Erkrankung ist nicht ganz geklärt.

Die medizinische Behandlung des Morbus Menière

Beratung Wie bei jedem chronischen Krankheitsbild müssen dem Patienten zunächst einmal Ängste genommen werden. Es ist immer möglich, diese Schwindelanfälle durch medizinische Maßnahmen zu beseitigen. Der Betroffene muss wissen, dass es eine ganze Reihe von Konzepten gibt, die schrittweise dazu führen, diese Schwindelanfälle zu beseitigen. Darüber hinaus muss offen über begleitende psychische Störungen wie Ängste und Depression gesprochen werden, die häufig mit einem Morbus Menière verbunden sind. Aufgrund des langen Verlaufes der Erkrankung sollte der Patient bei einem Arzt seines Vertrauens bleiben. Dieser muss natürlich über die verschiedenen therapeutischen Möglichkeiten informiert sein, damit er den Betroffenen zu jedem Stadium der Erkrankung richtig berät.

Konservative Behandlung Die primäre Therapie des Morbus Menière mit dem Ziel der Beseitigung der Schwindelanfälle beginnt mit der Gabe eines wassertreibenden Medikaments, damit der Innenohrdruck gesenkt und das pathologisch erhöhte Kalium aus dem Innenohr abtransportiert wird. Dies wird kombiniert mit Kortison in Tablettenform, als intravenöse Gabe oder direkt in das Mittelohr. In manchen Fällen hat es sich be-

Wie wirkt sich Morbus Menière aus?

Das Krankheitsbild des Morbus Menière hat eine organische Ursache im Innenohr und ist nicht psychischen Ursprungs. Das Krankheitsbild kann heute mit klaren Therapiekonzepten behandelt werden! Kein Patient muss unter dem Schwindel leiden.

Natürlich hat aber eine so in das alltägliche Leben eingreifende Krankheitserscheinung wie der Morbus Menière negative psychologische Effekte. Wenn man sich nicht mehr allein auf die Straße traut, kein Konzert oder keinen Vortrag besuchen kann, und man sich von einem jederzeit möglichen Schwindelanfall bedroht fühlt, führt dies zur Entwicklung von Ängsten und zu einem massiven Rückzug aus dem gesellschaftlichen und sozialen Leben. Oft bleiben, selbst bei erfolgreicher medizinischer Behandlung, Angstgefühle zurück, die in Form von Unsicherheitsgefühl auch als Schwindel interpretiert werden. Es ist deshalb von den Therapeuten sehr schwer festzustellen, ob Schwindelanfälle noch durch das Ohr bedingt sind oder ob sich ein »Angstschwindel« entwickelt hat, der natürlich ganz anders behandelt werden muss.

währt, das wassertreibende Medikament über einen Zeitraum von ca. drei bis fünf Monaten zweimal wöchentlich zu geben. Allein damit lässt sich in über 70 Prozent der Fälle das Schwindelphänomen beseitigen. Die Therapie gehört in die Hand eines erfahrenen Arztes, der in der Lage ist, Nebenwirkungen und Wirkung zu beachten und zu vermeiden.

Operative Verfahren Operative Verfahren kommen nur in Betracht, wenn alle anderen Therapien versagt haben, d. h. weiterhin Schwindelanfälle bestehen. Der Erfolg des einzelnen operativen Verfahrens hängt sehr vom individuellen Verlauf und von der Hörfähigkeit des betroffenen Ohres ab. Welche Therapie zur Anwendung kommt, sollte ein erfahrener Arzt entscheiden, der dem Patienten auch stets zur Seite steht. Leider sind deshalb Diskussionen über den Erfolg einzelner Maßnahmen (Internet) meist nicht sehr hilfreich, da sie losgelöst vom individuellen Fall beurteilt werden.

Einen Anhaltspunkt für ein strukturiertes Vorgehen zeigt folgender Stufenplan:

- **Anlage eines Paukenröhrchens:** Bereits die Anlage eines Paukenröhrchens in das Trommelfell kann bei manchen Patienten die Gleichgewichtsstörungen dauerhaft beseitigen. Dieser kleine Eingriff wird in örtlicher Betäubung durchgeführt. Warum dies wirkt, ist unklar.
- **Labyrinthanästhesie:** Bei der Labyrinthanästhesie wird ein örtliches Betäubungsmittel, meist Lidocain, durch das Trommelfell in das Mittelohr eingebracht. Von dort gelangt es über das runde Fenster der Hörschnecke in das Gleichgewichtsorgan. Dort soll es beruhigend wirken. Der kleine Eingriff ist ungefährlich, aber für einige Minuten mit Drehschwindel verknüpft. Das Wirkprinzip ist nicht klar, weshalb die Methode auch umstritten ist. Viele Patienten berichten, dass sie nur für kurze Dauer frei von Schwindelanfällen sind.
- **Tenotomie:** Hierbei wird das Trommelfell vorgeklappt, anschließend werden die Mittelohrmuskeln (Musculus stapedius und Musculus tensor tympani) durchtrennt. Die Operation wird üblicherweise ambulant und unter örtlicher Betäubung durchgeführt. Die Wirkungsweise dieser Operationsmethode ist nicht ganz klar. Sie führt vermutlich durch eine Druckminderung des Innenohres zu einer Heilung. Diese Methode ist in geübter Hand zwar ungefährlich, aber wissenschaftlich umstritten.
- **Saccotomie:** Grundlage dieser chirurgischen Behandlungsmethode ist die Tatsache, dass das Wasserreservoir des Innenohres (der Saccus endolymphaticus) an der Schädelbasis fest von Knochen umgeben ist und sich somit bei Druckerhöhung nicht ausdehnen kann. Nun ist gerade diese Druckerhöhung im Wassersystem des Innenohres eine Ursache der Schwindelanfälle. Es wird deshalb durch einen operativen Zu-

gang das Wasserreservoir hinter dem Ohr von der Knochenschale befreit, sodass es sich bei Druckerhöhungen im Innenohr ausdehnen kann. Das Hörvermögen bleibt erhalten. Dieser Eingriff entspricht einer Mittelohroperation und wird üblicherweise in Vollnarkose durchgeführt.

Gentamicinbehandlung Gentamicin ist eigentlich eine innenohrtoxische Substanz, die das Gleichgewichtsorgan und das Hörorgan schädigt. Bei Morbus Menière macht man sich diesen »schädigenden« Einfluss auf das Gleichgewichtsorgan zunutze. Die Substanz wird dem Mittelohr z.B. über ein liegendes Paukenröhrchen oder über einen zuvor eingebrachten kleinen Katheter zugeführt. Bei vorsichtiger Dosierung setzt Gentamicin die Überaktivität der Gleichgewichtszellen so weit herab, dass die Schwindelanfälle aufhören. Heute ist man mit der Dosierung des Medikaments sehr viel vorsichtiger geworden, sodass eine komplette Ertaubung durch diese Therapie sehr viel seltener geworden ist. Nebenwirkungen dieser Therapie können ein Hörverlust durch die Schädigung der Hörsinneszellen oder ein gänzlicher Ausfall des Gleichgewichtsapparates sein. Letzterer führt zu einem Schwindel, der durch ein entsprechendes Schwindeltraining abtrainiert werden muss. Hinweise zum Schwindeltraining finden Sie im Abschnitt »Den Schwindel wegtrainieren!« (Seite 64).

Durchtrennung des Gleichgewichtsnervs
Nur wenn alle bisher genannten Maßnahmen nicht helfen, wird die Durchtrennung des Gleichgewichtsnervs in Erwägung gezogen. Mit den heutigen operativen Möglichkeiten ist diese Maßnahme nur noch selten von den gefürchteten Komplikationen wie Ertaubung des Ohres und Verletzung des Gesichtsnervs begleitet. Trotzdem stellen diese Komplikationen naturgemäß ein höheres Risiko dar. Der operative Aufwand ist zudem deutlich höher als bei den anderen Maßnahmen. Dieser Schritt führt zu einem Ausfall des Gleichgewichtssystems, was nach der Operation zu einem abklingenden Dauerschwindel führt, der durch ein spezielles Training beseitigt werden muss. Dieser Ausfallsschwindel ist jedoch insbesondere bei älteren Patienten und bei Patienten, die schon lange Zeit an den Schwindelanfällen leiden mussten, schwieriger abzutrainieren.

Was tun beim akuten Schwindelanfall?

Für Außenstehende ist es ein erschütternder Anblick, wenn ein von Morbus Menière betroffener Patient einen Schwindelanfall erleidet. Er kann sich nicht mehr aufrecht halten, ist zu keiner weiteren Aktivität fähig und muss erbrechen. Oft wird bei diesem Anblick der Notarzt gerufen und ein Klinikaufenthalt ist die Folge.

Der von Menière betroffene Patient weiß sehr gut über diesen Zustand Bescheid, ist beim Anfall aber oft nicht mehr in der Lage, richtig zu kommunizieren. Ein Ausweis mit den von dem Patienten gewünschten Vorgehensweisen ist hier sinnvoll. Viele Patienten wollen nicht ins Krankenhaus, sondern möchten an einen Ort gebracht werden, wo sie den Verlauf der Schwindelattacke abwarten können. Dies ist oft zu Hause am besten der Fall. Die Notapotheke für solche Fälle sollte aus Dimenhydrinat-Zäpfchen bestehen. Tabletten helfen in diesen Fällen wenig, da durch das Erbrechen eine Tablette wieder sofort aus dem Körper ausgeschieden wird. Das Medikament dämpft die heftigen vegetativen Reaktionen, sodass der Schwindelanfall als nicht so aggressiv empfunden wird. Allerdings macht das Medikament müde, der Betroffene sollte danach ausschlafen können.

Je nach beruflicher Situation bedeutet die Diagnose eines Morbus Menière eine Katastrophe für den Betroffenen. Die zunehmende Schwerhörigkeit eines Ohres, aber insbesondere die plötzlich auftretenden Schwindelanfälle mit nachfolgender Arbeitsunfähigkeit sind sehr belastend.

Für die gute Beratung hinsichtlich der sozialen und beruflichen Konsequenzen, dem Meinungs- und Erfahrungsaustausch und auch zur Vermittlung kompetenter ÄrztInnen und Kliniken ist die Mitgliedschaft in der Selbsthilfegruppe für Menière-Betroffene von großer Bedeutung (Informationen siehe Service, Seite 187).

Was tun, wenn die Ängste schwindelig machen?

Die bei allen Patienten mit Gleichgewichtsstörungen bewusste oder unbewusste Angst vor Schwindelattacken, Unfällen und peinlichen Erlebnissen in der Öffentlichkeit führt zu einer eigenen Unsicherheit, die auch als »Schwindel« interpretiert wird. Dieser Angstschwindel kann nicht medikamentös, sondern muss mit psychologischer Unterstützung behandelt werden. Es handelt sich dabei um eine Verhaltenstherapie, die dank der heutigen Fortschritte als außerordentlich effektiv angesehen werden kann. Die hierfür speziell ausgebildeten PsychologInnen werden diese Form des Schwindels innerhalb weniger Sitzungen zum Verschwinden bringen können.

Den Schwindel wegtrainieren!

Unser sehr kompliziert aufgebautes Gleichgewichtssystem muss sich der Laie wie eine Art »Verwaltung« vorstellen: Die einzelnen Abteilungen in diesem Verwaltungsgebäude arbeiten der Chefetage zu und versorgen sie mit bestimmten Informationen. Zu diesen Verwaltungsangestellten gehören die Gleichgewichtsorgane im Ohr, die Augen, bestimmte Meldesysteme in unseren Muskeln und Gelenken, hierbei insbesondere im Bereich der Halswirbelsäule. Die Chefetage sitzt bei uns Menschen im Kleinhirn und im Hirnstamm. Hier befindet sich auch der Tresor, in dem alle wichtigen Gleichgewichtsreflexe und Bewegungen sorgfältig abgelegt sind. Diese Reflexe und Bewegungen erlernen wir in der frühen Kindheit.

Zu Schwindel kommt es immer dann, wenn die untergeordneten Verwaltungsangestellten unterschiedliche und nicht übereinstimmende Meldungen an die Chefetage weiterleiten. Die Chefetage fühlt sich durch solche Falschmeldungen irritiert und kann die Verwaltungsaufgabe, die Erhaltung des Gleichgewichts, nicht mehr gewährleisten: Es entsteht Schwindel.

Mithilfe eines neuartigen Trainingsprogramms ist es nun möglich, dass die Informationen über die wichtigen Reflexe und Bewegungsmuster zur Aufrechterhaltung des Gleichgewichtssinnes wieder neu abgerufen werden. Mit diesen Anordnungen wird von oben herab wieder Ordnung im Bereich der Verwaltungsangestellten geschaffen. Die strenge Hierarchie des Gleichgewichtssystems ermöglicht dies.

Dieses Trainingsprogramm wird zunächst unter fachkundiger Anleitung eines Physiotherapeuten durchgeführt und kann dann effektiv zu Hause selbst geübt werden. Unser Gleichgewichtssystem ist fähig, bis ins hohe Alter hinein zu lernen und sich in der dargestellten Weise zu reorganisieren. So wie Piloten für ihren Kunstflug ihr Gleichgewichtstraining absolvieren müssen, ist dies gerade für den von Gleichgewichtsstörungen Betroffenen besonders wichtig – bis ins hohe Alter!

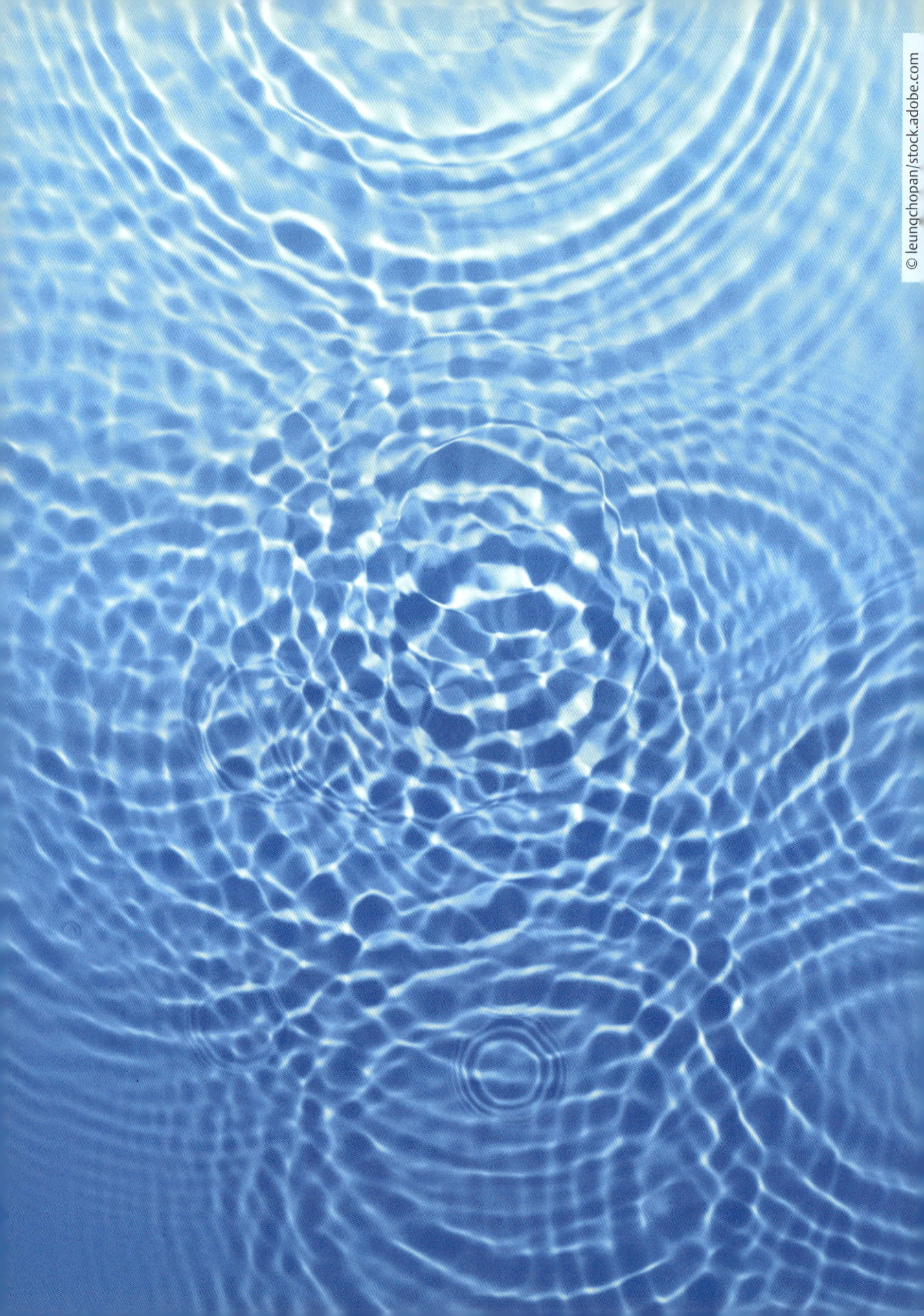

Diagnostik des Tinnitus

Die Diagnose »Tinnitus« kann mithilfe von apparativen und bildgebenden Verfahren gestellt werden. Hinzu kommen die Diagnostik der Psyche, der HWS und des Kiefers.

Apparative Diagnostik

Im Zentrum dieser Diagnostik steht, das Hören des Betroffenen mit verschiedenen Frequenzen zu prüfen.

Die Diagnose eines Ohrgeräusches kann ein langwieriger Prozess sein. Der Arzt kann vom Trommelfell bis zum Gehirn die Funktionen des gesamten Hörsystems prüfen.

Zu einer apparativen Tinnitus-Diagnostik gehören z. B.:

- Stimmgabelversuch
- Audiogramm – Wie gut hören Sie?
- Test für das Mittelohr – die Tympanometrie
- Töne, die das Ohr produziert: otoakutische Emissionen
- Was passiert im Gehirn? Messung der zentralen Hörbahn
- Die Tinnitus-Bestimmung
- Die Residuale Inhibition: Wie Ihr Tinnitus reagiert

Stimmgabelversuch

Die einfachste, aber immer noch wichtigste Hörprüfung geschieht mit der Stimmgabel. Bereits mithilfe einfacher Stimmgabeln unterschiedlicher Frequenz kann der erfahrene Arzt eine Schädigung des Innenohres von einer Schädigung des Mittelohres unterscheiden. Trotz der heutigen subtilen technischen Messmethoden hat die Stimmgabel-Untersuchung nicht an Bedeutung verloren.

Audiogramm – Wie gut hören Sie?

Bei der Audiometrie wird unter Mithilfe des Betroffenen das gesamte Spektrum des menschlichen Hörvermögens getestet (subjektive Audiometrie). Beim Reinton-Audiogramm wird das Hörspektrum mittels Beschallung durch reine Sinustöne untersucht. Diese Untersuchung, die in einem schalldichten Raum durchgeführt werden soll, zeigt den Frequenzbereich und das Ausmaß des Hörverlustes.

Das Verständnis des Sprachgehörs wird mittels Gabe von Wörtern und Zahlen in unterschiedlicher Intensität geprüft. Hierbei kann sich der Arzt einen Eindruck vom sozialen Gehör verschaffen, dem Gehöranteil also, den wir im täglichen Leben zur Verständigung benötigen. Wichtig ist bei allen Personen mit Tinnitus die Bestimmung der Unbehaglichkeitsschwelle bei mindestens drei Frequenzen (500, 2000 und 4000 Hertz). Bei vielen Betroffenen ist die Unbehaglichkeitsschwelle herabgesetzt, d. h., die Empfindlichkeit für höhere Lautstärken ist stark gesteigert. Dies führt zu einer Übersensibilität (Hyperakusis).

Messung der Hyperakusis Normalerweise kann das Innenohr sehr gut größere Lautstärken ausgleichen, ohne dass dabei das Verständnis leidet. Bei bestimmten Innenohrschwerhörigkeiten ist diese Fähigkeit gestört, der Patient wird sehr geräuschempfindlich und kann z. B. Geschirrklappern nicht mehr ertragen. Dieses Phänomen lässt sich mithilfe einer speziellen Hörprüfung feststellen und objektivieren, bei der die Unbehaglichkeitsschwelle gemessen wird.

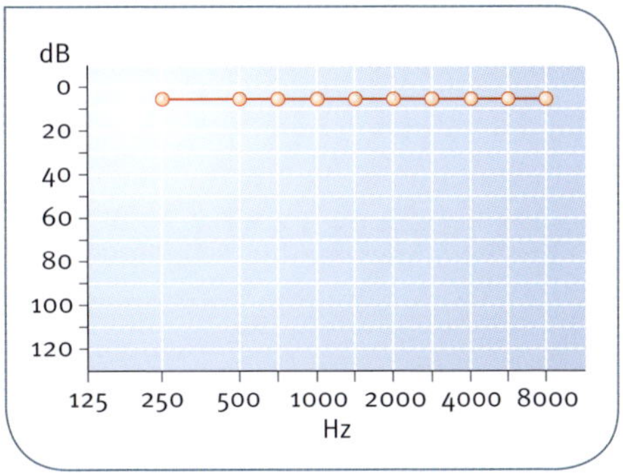

Ein normales Audiogramm

Tympanometrie – Test für das Mittelohr

Die Funktion des Mittelohrs wird mithilfe der Tympanometrie erfasst. Dabei werden mit einem speziellen Messapparat die Schwingungsfähigkeit des Trommelfells, indirekt die Belüftung des Mittelohrs und der Stapedius-Reflex gemessen.

Otoakustische Emissionen – Töne, die das Ohr produziert

Die Messung der Töne, die das Ohr abgibt, der otoakustischen Emissionen, ist einer der wesentlichen Fortschritte der letzten Jahre, denn hiermit lässt sich gezielt die Funktion des Innenohres überprüfen. Grundlage ist die Tatsache, dass auch das menschliche Ohr nicht nur Töne empfangen, sondern auch abgeben kann. Durch eine spezielle Anordnung von

Spezielle Ergebnisse der Audiometrie

Aus den audiometrischen Messungen lassen sich Rückschlüsse ziehen, die für die Therapie und die Heilungsaussichten wichtig sein können.

Störungen des Tieftonhörens

Vermutlich beruht die Störung des Tieftonhörens auf einer Störung des Wasserhaushalts im Innenohr, die zur Schwellung (Hydrops) führt. Aufgrund dieser Störung kommt es zu einem Überdruck im Innenohr und – damit verbunden – zur vorübergehenden (fluktuierenden) oder dauerhaften Funktionsstörung des Hörorgans. Meistens ist dabei das Ohrgeräusch durch ein Brummen charakterisiert. Der Innenohr-Hydrops kann Ausgangspunkt für eine Menière-Krankheit mit Schwindelanfällen sein.

Die Therapie dieser besonderen Hörstörung ist sehr aussichtsreich. Zunächst wird eine Entwässerungstherapie mit ausschwemmenden Substanzen eingeleitet. Im Einzelfall kann die Gabe von Kortison nötig sein. Als längerfristige Medikation eignet sich zur Fortsetzung der Behandlung Betahistin. Die Tieftonstörungen sind häufig durch Störungen der Halswirbelsäulenfunktion beeinflusst, weshalb hier die Diagnostik ausgeweitet werden muss. Es ist noch ein ungeklärtes Phänomen, dass Tieftonhörstörungen und Tieftonhörstürze zunehmend auftreten – und das hauptsächlich bei Frauen. Als Ursache hierfür sind derzeit Vireninfektionen (»Schnupfen im Innenohr«) oder auch hormonelle Dysregulationen im Gespräch. Meistens ist jedoch zu beobachten, dass die Betroffenen vermehrt unter Stress stehen, der sich ja auch in Verspannungen der Halswirbelsäule zeigen kann. Daher ist eine Stressanalyse und -prophylaxe wichtig.

Störungen des Hochtongehörs

Ein hochfrequenter Tinnitus in Begleitung einer Hochtonstörung wird häufig verursacht durch eine lärmbedingte Schwerhörigkeit. Diese Kombination wird aber auch bei Altersschwerhörig-

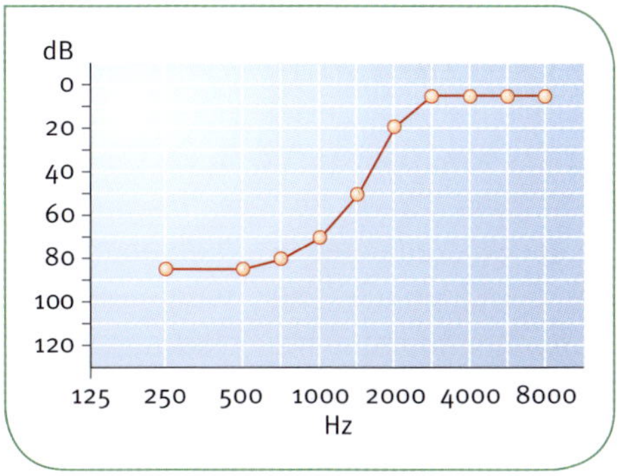

Tieftonschwerhörigkeit

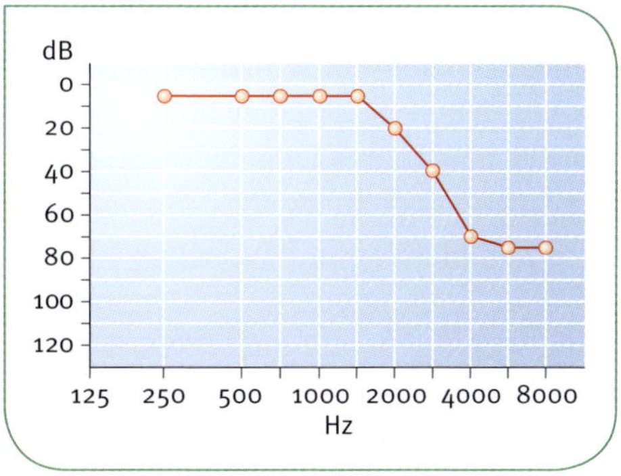

Hochtonschwerhörigkeit

keit oft diagnostiziert. Das hierbei auftretende Ohrgeräusch in Form von Rauschen, hochtönigem Pfeifen oder, besonders unangenehm, in Form eines Kreissäge-ähnlichen Ohrensausens beeinträchtigt die Patienten besonders stark. Leider sind die therapeutischen Maßnahmen hier nicht so erfolgversprechend wie bei den Störungen des Tieftongehörs. Die meisten Patienten mit chronischem Tinnitus leiden an einem Ohrgeräusch dieses Typs. Auf der anderen Seite eignen sich Hochtonschwerhörigkeiten eindeutig besser für eine passende Hörgeräteversorgung und sind damit viel besser zu kompensieren als eine Tieftonhörstörung.

Mikrofon und Tongeber in einer kleinen Sonde kann das menschliche Ohr zu bestimmten Emissionen (Schallaussendungen des Innenohres) angeregt werden. Nur das gesunde Innenohr ist in der Lage, diese otoakustischen Emissionen auszusenden.

Sofern schallübertragende Hindernisse im Mittel- und äußeren Ohr ausgeschlossen sind, kann somit beurteilt werden, ob das Innenohr geschädigt ist. Bei einer Schwerhörigkeit infolge einer Hirnhautentzündung lassen sich z. B. normale otoakustische Emissionen ableiten, obwohl der Patient hochgradig schwerhörig ist. In diesem Fall liegt der Schaden nicht im Innenohr, sondern infolge der Hirnhautentzündung zentral vor. Die große Bedeutung dieser Untersuchung liegt auch darin, dass sie praktisch ab dem ersten Lebenstag durchgeführt werden kann.

Die Tinnitus-Bestimmung

Bei der Bestimmung von Frequenz und Lautstärke eines Ohrgeräusches mit einem Audiometer ist man auf die Mithilfe der Betroffenen angewiesen. Über Kopfhörer werden getrennt für jedes Ohr Töne und Rauschen abgespielt. Dadurch kann die Lautstärke und Tonhöhe des Tinnitus akustisch eingekreist und definiert werden. Manchmal verändert sich der Tinnitus während dieser Messungen. Auch das ist interessant und deutet auf eine Residuale Inhibition hin.

Die Messung der Residualen Inhibition

Hierbei wird untersucht, ob ein Geräusch, das dem Betroffenen ins Ohr gegeben wird, zu einem vorübergehenden Verschwinden oder Leiserwerden des eigentlichen Ohrgeräusches führt. Daraus lässt sich in manchen Fällen ein Nutzen für die Therapie ableiten, indem versucht wird, diesen Effekt mithilfe akustischer Stimulation auszunutzen. Diese Stimulation bewirkt ein gegenläufiges Signal, das im Idealfall den Tinnitus auslöscht. Leider sind die Fälle relativ selten, bei denen das Ohrgeräusch durch eine solche Verdeckung gelindert werden kann. Deshalb wurde die klassische Masker-Behandlung, also die Verdeckung eines Ohrgeräusches mit speziellen Geräten, zugunsten der Bewältigungstherapie weitgehend wieder verlassen.

Die Analyse der Hörnerven

Durch Nervenaktivität fließen ständig winzige Ströme entlang der Nerven, die sich von außen messen lassen. Sie sind beispielsweise Grundlage des Elektrokardiogramms (EKG). Auch am Gehirn können sie in Form eines Elektroenzephalogramms (EEG) abgeleitet werden. Eine Sonderform stellt die Messung der abgeleiteten Hirnstammpotenziale (BERA = Brainstem Evoked Potentials) dar. Mithilfe akustischer Reize lässt sich speziell für die Hörbahn ein ganz bestimmtes elektrisches Muster an der Hirnrinde über angelegte Elektroden ableiten. Dieses spezifische Muster weist Störungen auf, wenn die zentrale Hörbahn geschädigt ist, z. B. aufgrund eines Tumors, eines gutartigen Akustikusneurinom oder auch einer Multiplen Sklerose. Diese Untersuchung kann sogar Aufschluss über den Ort der Störung im Gehirn geben. Auf diese Art und Weise lassen sich Akustikusneurinome mit weit über 90-prozentiger Sicherheit entdecken.

Für diese wichtige Messung liegt der Patient entspannt, während über einen Kopfhörer akustische Signale bestimmter Lautstärke gegeben werden. Über am Kopf angeklebte Elektroden können die elektrischen Signale des Gehirns abgeleitet werden. Die Untersuchung ist völlig harmlos und mit keinerlei Schmerzen verbunden. Allerdings sollte nicht mit einer Lautstärke gemessen werden, die für die Betroffene unangenehm ist. Deshalb wird diese Untersuchung auch nicht beim akuten Tinnitus durchgeführt!

Alfred

Wenn alles zusammenbricht

» *Ich hielt meine Ehe für glücklich – auch wenn unser Kinderwunsch leider nicht in Erfüllung gegangen ist. Wir haben beide viel gearbeitet, damit wir uns wenigstens den Wunsch nach einem eigenen Haus erfüllen konnten. Allerdings kam es schon während der Bauphase immer wieder zu Spannungen zwischen mir und meiner Frau. Das artete dann in eine richtige Lebenskrise aus, und als meine Frau auch noch einen anderen Mann kennenlernte – war dann alles aus. Es kam sogar noch zu einem heftigen Scheidungskrieg, denn sie wollte ja auch weiterhin auf nichts verzichten – und das bei den Schulden, die sich durch den Hausbau angehäuft hatten. Ich habe das alles nicht mehr gepackt – vor allem, als dann noch der Stress auf der Arbeit mit den Kollegen hinzukam. Ich weiß noch genau, als dann plötzlich eines Morgens diese Hörstörung auftrat. Der Arzt bezeichnete es als Tieftonstörung und gab mir sofort Infusionen und Medikamente. Das verbesserte zwar das Hören, aber das Ohrgeräusch blieb.*

Mir wurde geraten, einen Mediator in Anspruch zu nehmen, was ich auch tat. Er zog die Scheidung auf sachlichem Niveau und unter Schonung der finanziellen Mittel wirtschaftlich sauber durch. Nachdem dieses Problem vom Tisch war, ging es mir endlich besser. Mich belastete zwar die Trennung noch, aber zumindest konnte ich beruflich wieder Fuß fassen. Meine Lebenskräfte kehrten langsam wieder, und ich merkte deutlich, dass der Tinnitus immer leiser wurde. Bald war er nur noch bei genauem Hinhören wahrnehmbar. Und dank der psychologischen Beratung lernte ich schließlich auch, mit meiner gekränkten Gefühlswelt umzugehen und mich wieder in einer geordneten Gedankenwelt zurechtzufinden.«

Kommentar

Entscheidend für Alfred war die Beratung durch einen sogenannten Mediator. In der Regel handelt es sich dabei um in Scheidungsfällen erfahrene Juristen, z. B. Familienrichter. Sie können aufgrund ihrer beruflichen Erfahrung den Eheleuten die finanziellen, aber auch die persönlichen Probleme einer Scheidung sachlich darlegen und somit Streit und das Bemühen weiterer Anwälte und die damit verbundenen erheblichen Kosten verhindern.

Bildgebende Diagnostik

Mithilfe der bildgebenden Diagnostik lassen sich die Strukturen der zentralen Hörbahn darstellen.

Wenn aufgrund der klinischen und apparativen Untersuchung der Verdacht auf ein organisches Ohrgeräusch besteht, kommen bestimmte bildgebende Verfahren zum Einsatz, die die Strukturen der zentralen Hörbahn direkt oder indirekt darstellen können.

Zu diesen Verfahren gehören z. B.:

Magnetresonanztomografie (MRT) Mithilfe dieser Untersuchung, auch Kernspintomografie genannt, kann heute sehr exakt und bis zu einer Auflösung von 1–2 mm das Gewebe im Gehirn und Körper bildhaft dargestellt werden. Die MRT basiert auf der Messung magnetischer Felder und verwendet keine Röntgenstrahlen. Diese Untersuchung eignet sich hervorragend, um strahlungsfrei bereits kleine Akustikusneurinome nachzuweisen, die im inneren Gehörgang wachsen können.

Ultraschall Besonders bei pulssynchronen Ohrgeräuschen muss nach Strömungshindernissen in der Blutbahn oder nach Blutgefäßveränderungen gesucht werden. Hierzu eignen sich zunächst sehr gut die Doppler- und Duplexsonografie.

Angiografie Wenn bei der Ultraschalluntersuchung Hinweise auf ein Geschehen in der Blutbahn gefunden werden, muss mithilfe einer Röntgenuntersuchung der Blutgefäße, einer Angiografie, die gezielt für einzelne Äste der Blutbahn durchgeführt werden kann, das Gefäßsystem dargestellt werden. Bei dieser Untersuchung wird ein Katheter in ein großes Blutgefäß eingebracht und Kontrastmittel injiziert. Zuvor kann jedoch ohne Eingreifen in den Körper das Gefäßsystem mittels einer speziellen Kernspinuntersuchung, der sogenannten Angio-MRT, sehr genau dargestellt werden. Dabei besteht keine Strahlenbelastung.

Weitere bildgebende Verfahren

Mit dem Ziel, Tinnitus und Tinnitus-relevante biologische, chemische und physikalische Vorgänge im Gehirn sichtbar zu machen, beschäftigt man sich mit weiteren bildgebenden Verfahren. Beispiele:

- Die funktionelle Kernspintomografie (fMRT) klärt, welche Hirnareale Tinnitus verarbeiten und welche somit für eine lokale Therapie am Gehirn wie eine Magnetstimulation, Elektrostimulation oder gar ein chirurgisches Verfahren infrage kommen.
- Die Kernspin-Spektroskopie stellt Neurotransmitter dar, die zur Signalübertragung gebraucht werden.
- Die »Diffusion tensor«-Kernspintomografie stellt den Verlauf von Nervenbahnen dar.
- Die PET (Positronenemissionstomografie) ist in der Lage, spontane Hirnaktivitäten darzustellen, und zeigt sauerstoffabhängige Funktionen des Gehirns. Damit ist man heute in der Lage, die Überträgerstoffe zwischen den einzelnen Gehirnzellen, die spezifischen Neurotransmitter und ihre Rezeptoren im Bild zu sehen und deren Funktion zu überprüfen. Dies ist für die zukünftige Tinnitus-Forschung von grandiosem Wert: Man wird erkennen können, ob Überträgerstoffe wie z. B. 5-Ht (Serotonin-Rezeptoren), GABA (Gamma-Aminobuttersäure), NMDA (n-Methyl-D-Aspartat) oder Dopamin tinnitusbedingte Veränderungen aufweisen und ob man sie beeinflussen kann.
- SPECT (Single Photon Emission Computer Tomografie): Mit dieser Untersuchung werden ebenfalls Struktur und Funktion des Gehirns darstellbar. Derzeit wird die Untersuchung hauptsächlich dafür angewandt, Tinnitus-Aktivität im Gehirn sichtbar zu machen und diesen Ort mit der entsprechenden Funktion des dargestellten Gehirnanteiles in Verbindung zu bringen. Dies ermöglicht eine Aussage darüber, in welches Netzwerk der Tinnitus aktiv eingebunden ist, also in das Angst- bzw. das Traurigkeitssystem etc.

All diese genannten Untersuchungen sind heute noch nicht in der klinischen Anwendung für die Diagnostik bei Tinnitus zu finden. Die Geräte hierfür gibt es lediglich in spezialisierten Laboratorien. Erfreulicherweise sind viele dieser Laboratorien miteinander vernetzt und kommunizieren ihre Aktivitäten, um die gemeinsamen Erkenntnisse zu bündeln. Diese Untersuchungen erlauben überhaupt erst, verschiedene Tinnitus-Arten zu klassifizieren. So konnte der Beweis erbracht werden, dass Tinnitus nicht nur im Ohr, sondern auch im Gehirn sein Unwesen treibt – ein Meilenstein der Forschung!

Eines Tages werden diese Untersuchungen vielleicht helfen, Antworten auf Fragen bei der Begutachtung von Tinnitus zu erhalten. So ist heute bekannt, dass verschiedene Hirnareale verschiedene Stoffwechselprodukte und Transmitter benutzen. Daraus könnten unter Umständen gezielt Medikamente entwickelt werden, die einen Tinnitus in einem bestimmten Gehirnbereich therapieren. Schlussendlich wird man immer wieder die gezielte Hirnstimulierung diskutieren: Stellt man mit den bildgebenden Verfahren fest, dass einige wenige Hirnstrukturen den Tinnitus erzeugen (Hot Spots), wird man Verfahren entwickeln, diese Hirnareale zielgerichtet zu stimulieren oder auch auszuschalten. Dann wird Tinnitus nicht nur psychologisch, pharmakologisch und durch Ablenkung behandelt, sondern gezielt neurochirurgisch, elektrophysiologisch durch Hirnimplantate oder auch durch Magnetstimulation.

Diagnostik: die psychische Belastung

Die psychischen Folgeprobleme des Tinnitus können sehr verschieden sein. Sie reichen von leichten Konzentrationsstörungen bis zu Depression und Ängsten.

Mitunter schleichen sich psychische Störungen unbewusst in das Leben Tinnitus-geplagter Menschen ein. Seelische Störungen können aber auch bereits vor dem Tinnitus vorhanden gewesen sein und treten dann verstärkt in Erscheinung. Für die Erfassung psychosomatischer Störungen steht eine ganze Reihe psychologischer Tests und Fragebögen zur Verfügung, die auch bei der Begutachtung von Tinnitus-Betroffenen eingesetzt werden. Dabei werden mehrere Parameter erfasst:

- psychische Beeinträchtigungen durch den Tinnitus
- Penetranz (Aufdringlichkeit) des Tinnitus
- Hörprobleme
- Schlafstörungen
- körperliche Beschwerden
- Depression
- Ängste

Dank der hervorragenden Zuverlässigkeit dieser Tests sollte der Erfolg einer bestimmten Tinnitus-Therapie oder eines Krankheitsverlaufes hiermit überprüft und belegt werden.

Fragebögen sind natürlich nicht alles. Die psychologische Diagnostik lebt vom professionellen Gespräch! Man sollte daher fordern, dass bei starker Tinnitus-Belastung ein speziell in der Tinnitus-Diagnostik und -Therapie erfahrener Psychologe oder ärztlicher Psychotherapeut zu Rate gezogen wird, der auch eng mit dem HNO-Arzt (auch Hausarzt) kommuniziert. Denn gerade beim Tinnitus gilt: Körper – sprich Ohr und Gehör

– und Seele sind als eines zu betrachten: Sie leiden zusammen!

Dieses gemeinsame Leiden zwischen Körper und Seele findet sich auch im Volksmund. Redewendungen wie „Das geht mir auf die Nieren« oder »Ich kann sie/ihn nicht mehr riechen“, sind oft nicht nur Ausdruck der psychischen Belastung, sondern können oft auf eine körperliche Bedeutung hinweisen, lange bevor die wissenschaftlichen Begründungen vorliegen. Auf das Ohr bezogene Aussagen wie »etwas nicht mehr hören können« oder »einen Ohrwurm haben« zeigen diese Verbindung ebenfalls.

Clara

Tinnitus vor lauter Erschöpfung

» *Die ganzen letzten Jahre habe ich meine kranke Schwiegermutter gepflegt – und mich dabei leider völlig vergessen. Für meine eigenen Interessen hatte ich auch gar keine Zeit und Kraft mehr. Das belastete die Beziehung zu meinem Mann; wir wurden einander fremd. Klar, habe ich meinen Mann nicht auch noch mit den familiären Schwierigkeiten behelligt, schließlich hat er schon genug Stress auf der Arbeit. Aber dass mein Mann im Gegensatz zu mir trotzdem seinen Hobbys und Interessen wie gewohnt nachging, während ich darauf verzichtete – daran hatte ich schon zu knabbern.*

Nachdem meine Schwiegermutter gestorben war, konnte ich nicht mehr: Erst dann merkte ich, wie kraftlos und einsam ich geworden war, nichts konnte mich aufheitern, und dann trat auch noch der Tinnitus auf! Die durchblutungsfördernden Medikamente, die mir daraufhin verschrieben wurden, haben aber nichts gebracht.

Erst mit Hilfe einer Therapeutin, der ich mal alles erzählen konnte und die mir half, mit meinem Mann zu sprechen, besserte sich das Ohrgeräusch und verschwand schließlich ganz. Die Therapeutin hatte die Situation analysiert und daraus neue und positive Perspektiven für ein Aufleben unserer Partnerschaft entwickelt. Ich war so froh, dass mein Mann sich diesen Neuanfang genauso gewünscht hatte wie ich. Deswegen haben wir es dann auch geschafft!«

Kommentar

Oft stecken wir im Alltag und funktionieren so, wie es die Umwelt und die Gegebenheiten verlangen. Verändern sich die Rahmenbedingungen plötzlich, müssen wir uns wieder neu orientieren. Fehlt dazu die Kraft, sind wir nicht in der Lage, über den »Tellerrand« hinauszusehen. Eine Beratung kann uns hierbei helfen und neue Zukunftsperspektiven aufzeigen, die wir selbst nicht sehen konnten. Eine solche Beratung beinhaltet auch eine sehr große Chance auf eine neue Lebensperspektive! Wir sind alle in unseren individuellen Strukturen gefangen, sitzen also im eigenen Gefängnis unserer Lebensstrategien. Hinzu kommen Fremdbestimmung von außen und Notwendigkeiten, die wir momentan nicht verändern können. Tinnitus kann ein noch harmloses Warnsignal sein, bevor andere Stresskrankheiten wie z.B. Herzinfarkt zu einer bedrohlichen Situation führen. «

Diagnostik: Halswirbelsäule und Kiefergelenk

Die Strukturen, die das Ohr umgeben, haben über verschiedenste Nervenbahnen Einfluss auf die zentralen Systeme im Gehirn und von dort aus auch auf das Innenohr.

In der täglichen Praxis begegnen wir immer wieder Betroffenen, die ihren Tinnitus durch einen harten chiropraktischen Eingriff, durch eine unangenehme Massage im Bereich der Halswirbelsäule (HWS) oder im Zusammenhang mit nächtlichem Knirschen der Zähne (Bruxismus) bekommen haben. Auch eine zahnärztliche Behandlung mit nachfolgender verspannter Kaumuskulatur ist nicht selten Ursache eines Tinnitus. Einen solchen Tinnitus bezeichnet man dann als »somatosensorischen« Tinnitus. Die entsprechende Diagnostik hierfür (Seite 86) sollte fester Bestandteil einer ordentlichen Tinnitus-Diagnostik sein.

Die Halswirbelsäule

Die Halswirbelsäule ist recht kompliziert aufgebaut. Eine seitliche Schemazeichnung (Seite 83) lässt erkennen, wie die knöchernen Strukturen zueinanderstehen.

In Hinblick auf den Tinnitus sind die ersten drei der insgesamt sieben Halswirbel besonders wichtig:

- Die Verbindung zwischen Kopf und beweglicher Halswirbelsäule stellt der Atlas her, der erste Wirbel (in der griechischen Sagenwelt ist Atlas derjenige, der die Weltkugel auf den Schultern trägt). In der Gelenkverbindung zwischen Atlas und Schädelbasis findet hauptsächlich die Nickbewegung des Kopfes statt.

- Die Verbindung zwischen dem Atlas und dem zweiten Wirbel, dem Axis, ermöglicht die große Drehmöglichkeit des Kopfes.
- Der dritte Wirbel verbindet die kompliziert konstruierten ersten beiden Wirbel mit der unteren Halswirbelsäule. Diese Verbindung zwischen dem zweiten und dritten Wirbel ist am anfälligsten für funktionelle Störungen, da die dynamische Belastung hier am größten ist.

Die Bewegungen der oberen Halswirbelsäule werden über kleinste Muskeln präzise gesteuert. Für diese Steuerung sind viele in den Muskeln gelegene Fühler (Rezeptoren) notwendig. Da diese Rezeptoren u.a. auf mechanischen Zug und Druck reagieren, kann eine zu starke Massage zu Störungen wie Schwindel und Kopfschmerzen führen und vorhandene Symptome wie z.B. Tinnitus verstärken. Es

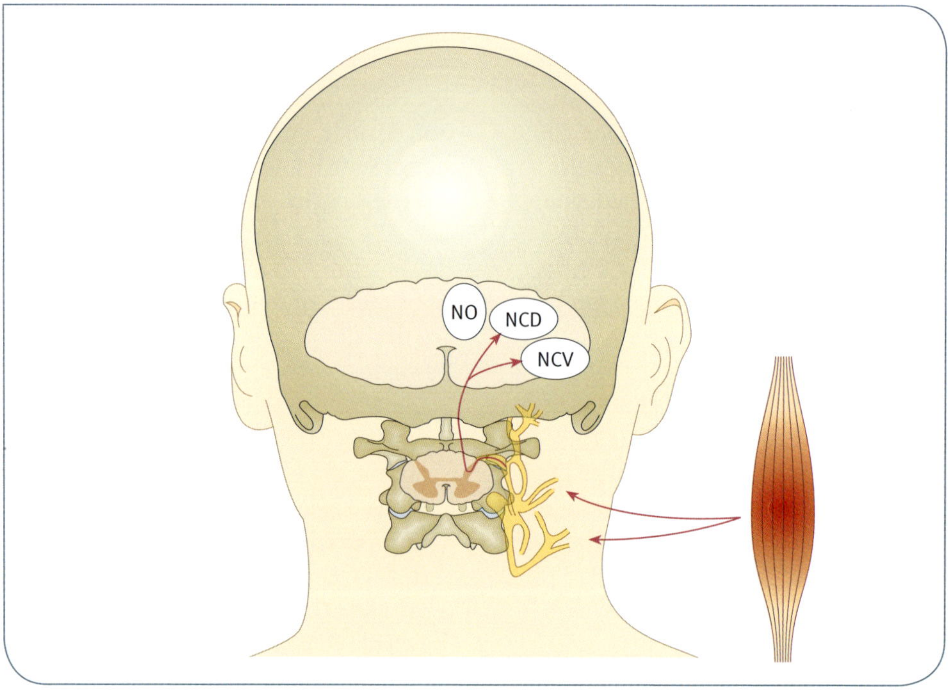

Die direkte Verschaltung von Nervenimpulsen aus der Halswirbelsäule (HWS) mit dem Hörsystem im Gehirn ist Grundlage eines »Halswirbelsäulen-Tinnitus«. Die Muskeln der oberen HWS sind verschaltet mit den Kerngebieten, also den »Computern« (NO = Nucleus olivarius, NCD = Nucleus cochlearis dorsalis, NCV = Nucleus cochlearis ventralis) des Hörsystems im Gehirn.

gibt viele Betroffene, die ihr Ohrgeräusch durch solche Manipulationen beeinflussen können. Hier liegt der Zusammenhang zwischen der HWS und dem Tinnitus erst recht nahe.

Sieht man den Tinnitus im Röntgenbild?

Im Röntgenbild fallen vor allem Abnutzungserscheinungen der Halswirbelsäule ins Auge. Sie sind allerdings für die Diagnostik weit weniger bedeutsam als die Funktion der Halswirbelsäule. Verschleißerscheinungen wie z. B. knöcherne Auswüchse an den Wirbelkörpern, verschlissene Bandscheiben und arthrotische kleine Wirbelgelenke sind lediglich Ausdruck der »Instandhaltungsmöglichkeiten« unseres Körpers: Er versucht, durch Kalkbildung die überbeanspruchten Strukturen ruhigzustellen. Ist eine solche Ruhigstellung mit zunehmendem Alter erreicht, ist die Halswirbelsäule zwar in der Beweglichkeit eingeschränkt, aber Störungen wie Schmerzen und Reizerscheinungen sind dann verschwunden.

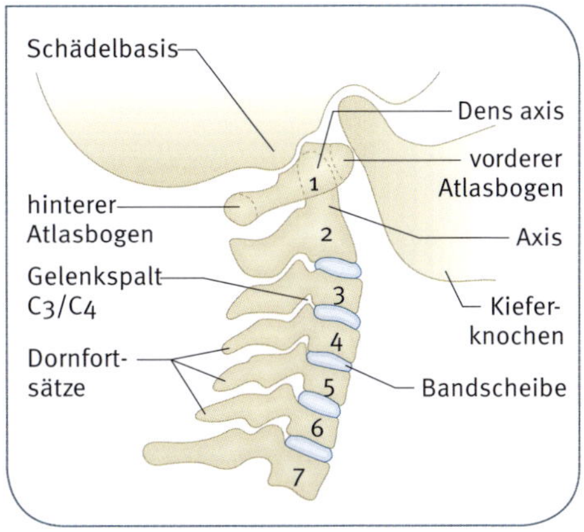

Anatomie der Halswirbelsäule. Der 1. Halswirbel (Atlas) und der 2. Halswirbel (Axis) unterscheiden sich im Aufbau von den übrigen Halswirbeln.

Wie lassen sich mögliche Ursachen an der HWS feststellen?

Die Aussage, ob ein Tinnitus durch Veränderungen an der Halswirbelsäule entstanden ist, kann niemals nur anhand des Röntgenbildes der HWS getroffen werden. Eine solche Aussage gelingt nur mithilfe einer zusätzlichen klinischen Untersuchung. Die Funktionsprüfung jedes einzelnen Wirbelgelenks und das Abtasten der umgebenden Weichteile sind die wichtigsten diagnostischen Maßnahmen.

Bereits durch Ertasten findet der in Manueller Therapie ausgebildete Arzt Hinweise, ob die Halswirbelsäule mit einem Ohrgeräusch in Verbindung steht: Verstärkung oder Abschwächung des Tinnitus bei bestimmten Bewegungen oder bei Tasten bestimmter Strukturen legen einen Zusammenhang nahe.

Das Kiefergelenk

Das Kiefergelenk ist sowohl anatomisch als auch über Nervenverbindungen und durch die Funktion mit der Halswirbelsäule und dem Ohr verbunden. Viele Tinnitus-Betroffene können durch Zusammenbeißen oder durch Vorschieben des Unterkiefers das Ohrgeräusch in seiner Lautheit und/oder Tonhöhe beeinflussen. Tinnitus kann aber auch durch Eingriffe am Kiefergelenk (z. B. Entfernen von Weisheitszähnen) zum Verschwinden gebracht oder überhaupt erst ausgelöst werden.

Die Beziehung des Kiefergelenks zur Halswirbelsäule wird über komplizierte Band-, Sehnen- und Muskelverbindungen hergestellt. Eine Fehlhaltung der Halswirbelsäule kann zu Störungen im muskulären Gleichgewicht der Kaumuskulatur führen. Umgekehrt können z. B. Kiefergelenksfehlstellungen Verspannungen der Halsmuskulatur bewirken.

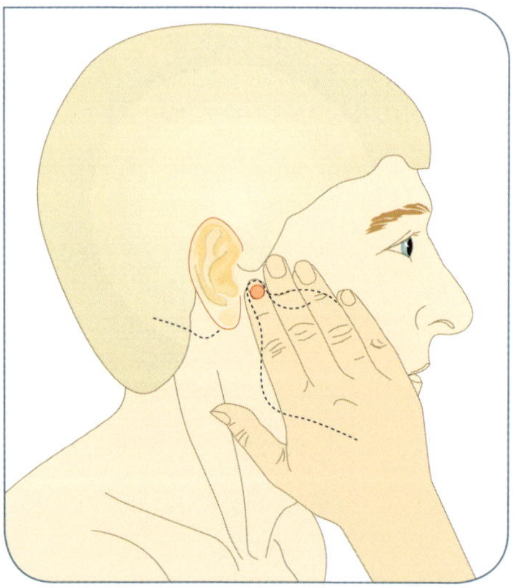

Das Kiefergelenk können Sie selbst deutlich tasten (siehe Abb. links). Es liegt direkt vor dem Ohr, und man kann durch Auflegen des Fingers in diesem Bereich und durch Tasten beim Mundöffnen und -schließen den Gelenkspalt und das Unterkieferköpfchen gut unterscheiden. Prüfen Sie dies in stiller Umgebung. Sollte diese Gegend schmerzhaft sein oder reagiert Ihr Tinnitus durch Veränderung von Tonhöhe oder Lautstärke, ist eine zahnärztliche Untersuchung notwendig. Auch die Symmetrie der Funktion kann man vor dem Spiegel selbst prüfen: Weicht der Unterkiefer beim Mundöffnen zu einer Seite hin ab, ist die Funktion der Kiefergelenke nicht symmetrisch. Dann besteht die Gefahr, dass ein Kiefergelenk mechanisch belastet ist. Auch in diesem Fall ist eine weitere Klärung notwendig.

Die Kiefergelenksfunktion sollte ein speziell fortgebildeter Zahnarzt, Kieferorthopäde oder Kieferchirurg beurteilen. Zur genauen Diagnostik wird er eingehend die Funktion untersuchen und sich ein

« Das Kiefergelenk kann direkt vor dem Ohr getastet werden. Öffnet und schließt man den Mund, kann dabei die Bewegung auf Seitengleichheit und Schmerzhaftigkeit untersucht werden. Prüfen Sie selbst, ob sich der Tinnitus verändert, wenn Sie hier tasten.

Bild über die Stellung der Zähne in Ober- und Unterkiefer zueinander machen. Auch die Beurteilung der Kaumuskulatur hinsichtlich Verspannungen und Kraftentwicklung gehört hierzu. Bei dieser Diagnostik ist nur selten ein Röntgenbild notwendig – die Funktion ist wichtiger.

Emma

Tinnitus nach Manualtherapie

» *Eigentlich hatte ich schon immer Probleme mit meinem Nacken. Als Kind habe ich intensiv Ballett getanzt, sodass meine Gelenke überbeweglich waren. Aber als ich dann mein erstes Kind bekam, habe ich mit dem Sport und auch mit dem Ballett aufgehört. Nachdem ich so gar nicht mehr trainiert habe, kamen immer häufiger diese Verspannungen in den Schultern und im Nacken, die gelegentlich auch mit Kopfschmerzen verbunden waren. Ich suchte also einen erfahrenen Manualtherapeuten auf. Dieser untersuchte mich gründlich, stellte eine Blockierung an der oberen Halswirbelsäule fest und behandelte sie. Nach der Behandlung ging es mir immer gleich besser. Aus diesem Grund ging ich dann auch regelmäßig zu diesem Arzt.*

Eines Tages war die Behandlung jedoch nicht sofort erfolgreich, sodass der Arzt meine HWS kurz nacheinander ein zweites und drittes Mal manipuliert hat. Rückblickend stellte sich heraus, dass die Kopfschmerzen diesmal im Zusammenhang mit einem Infekt gestanden hatten. Beim dritten Manipulieren traten unmittelbar nach dem chiropraktischen Eingriff ein Ohrgeräusch, ein Druckgefühl und eine Hörstörung des linken Ohres auf. Zum Glück reagierte der Arzt sofort und beendete die manualtherapeutischen Behandlung. Er machte stattdessen wohldosierte krankengymnastische Übungsbehandlungen ohne Massage der HWS, um die Muskulatur zu entkrampfen und das ganze System zu beruhigen. Nach einer Woche hatte ich das Druckgefühl im Ohr verloren und ich hörte wieder normal. Ein leises Summen blieb aber in diesem Ohr zurück. Aber zum Glück nehme ich es nur wahr, wenn es in der Umgebung ganz ruhig ist, z. B. beim Einschlafen – es stört mich nicht weiter.«

Kommentar

Besonders junge Patientinnen mit einer vermehrten Beweglichkeit der Wirbelsäule und der Gelenke (Hypermobilität) sind bei chiropraktischen Manipulationen gefährdet. Durch einen unsachgemäßen oder in zu schneller

Folge durchgeführten chiropraktischen Eingriff können sehr rasch die empfindlichen Strukturen an der oberen HWS überdehnt werden. Dies war wohl auch im Falle von Emma die Ursache für eine Irritation des Hörsystems. Eine Therapie an der oberen Halswirbelsäule ist in diesen Fällen dem sehr erfahrenen Arzt vorbehalten. Bei ungenauer Anwendung der Therapie werden die ohnehin hypermobilen Gelenke überdehnt, es kommt zur pathologischen Reaktion.

Der Arzt hatte in diesem Fall richtig reagiert: Bei Auftreten solcher Störungen muss eine weitere chiropraktische Behandlung unbedingt unterlassen werden! Die empfindlichen Strukturen der HWS können nur durch eine vorsichtige krankengymnastische Übungsbehandlung, möglichst unter kurzzeitiger Eisanwendung während der muskulären Anspannungsphasen, wieder beruhigt werden. Keinesfalls darf dabei die Halswirbelsäule massiert werden. «

Somatosensorischer Tinnitus

Lange beschäftigen sich viele Wissenschaftler mit der Frage, wie man einen Tinnitus diagnostizieren kann, der mit der Halswirbelsäule oder dem Kiefergelenk in Verbindung steht. Die entscheidende Idee bestand darin, dass bestimmte Provokationstests an der Halswirbelsäule und den Kiefergelenken in einer stillen Kammer bzw. in stiller Umgebung durchgeführt werden. Man war sich einig, dass ein somatosensorischer Tinnitus vorhanden ist, wenn es durch diese Tests zu einer Modulation des Tinnitus kommt, also wenn sich die Tonhöhe und die Lautstärke während dieser Tests verändern. Die einzelnen Testergebnisse sind die Grundlage für die spätere Behandlung, denn sie zeigen, welche Gelenke, Muskeln oder Bänder im Kopf- und Halsbereich mit dem Tinnitus in Verbindung stehen. Diese Tests sind auf Youtube abrufbar (siehe Service, Seite 187). Zu den Prinzipien der Behandlung siehe Kapitel »Der somatosensorische Therapieansatz: Muskeln und Gelenke« (Seite 140).

Tragen Sie selbst zur Diagnostik eines somatosensorischen Tinnitus bei, indem Sie einen kleinen Selbsttest (Seite 87 ff.) durchführen. Wählen Sie einen geräuscharmen Raum und einen Zeitpunkt, zu dem es möglichst still ist. Dabei ist es einerlei, ob Sie liegen, sitzen oder stehen – wichtig ist, dass Sie sich in einer möglichst stillen Umgebung befinden. Drücken Sie nun Ihren Kopf gegen den Widerstand Ihrer Hand nach hinten, vorn sowie seitlich links und rechts. Pressen Sie die Zähne zusammen, schieben Sie den Kiefer nach vorne, öffnen Sie den Mund, so weit Sie können, und drücken Sie in alle Muskeln, die Sie am Hals finden (immer nur mit einer Hand!). Tasten Sie die Schultermuskulatur ebenfalls mit einem gewissen Druck ab – soweit Sie diese erreichen können. Wenn Sie dabei eine Verbesserung oder Verschlechterung Ihres Tinnitus feststellen, sollten Sie dies dem Arzt Ihres Vertrauens oder auch einem Physiotherapeuten mitteilen. Diese werden in der Regel differenzierte Tests an Ihnen vornehmen, um Ihren Verdacht eines somatosensorischen Tinnitus zu prüfen.

Drücken Sie mit der flachen Hand gegen die Stirn und leisten Sie Widerstand. Achten Sie dabei darauf, den Nacken gerade zu halten.

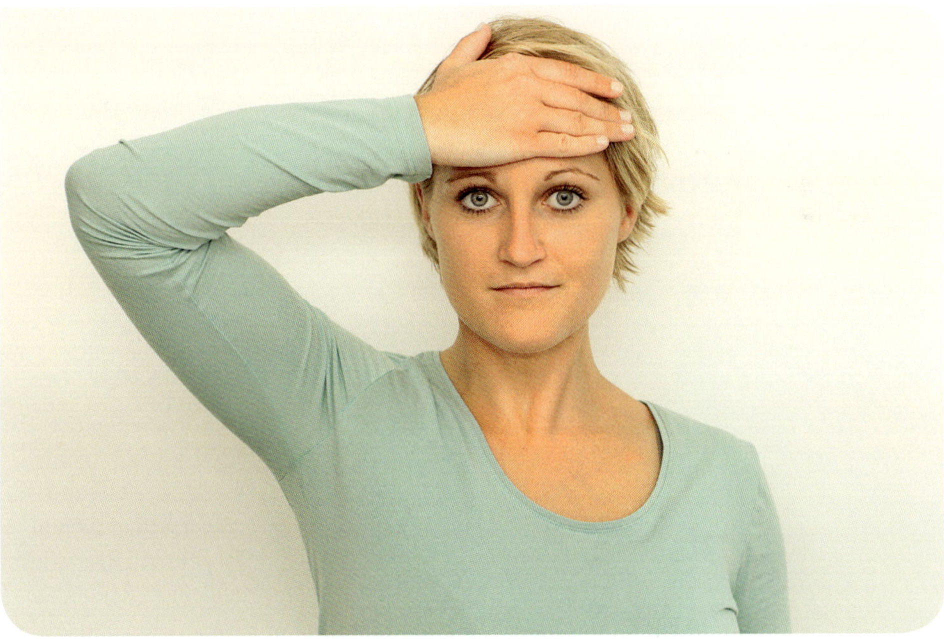

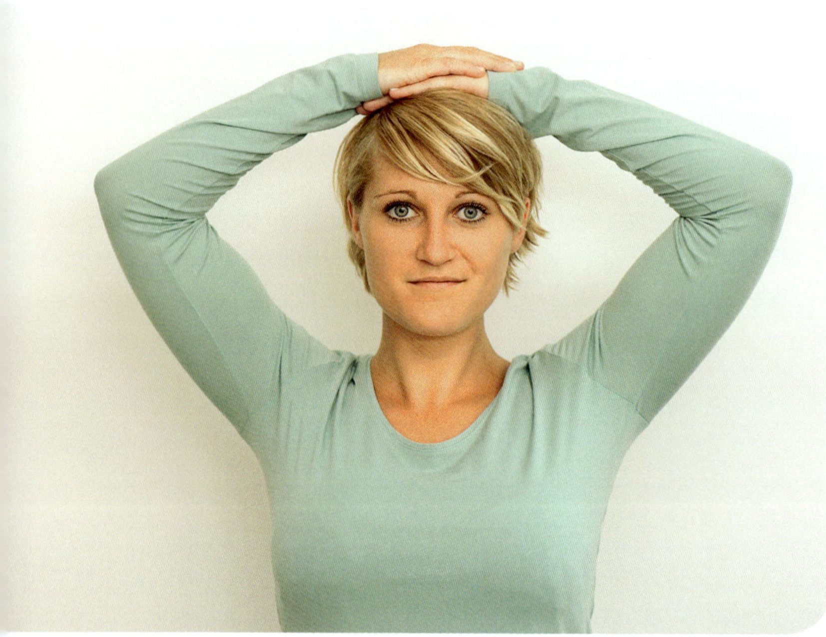

« Drücken Sie den Kopf in Richtung Boden, sodass Druck auf die Halswirbelsäule entsteht.

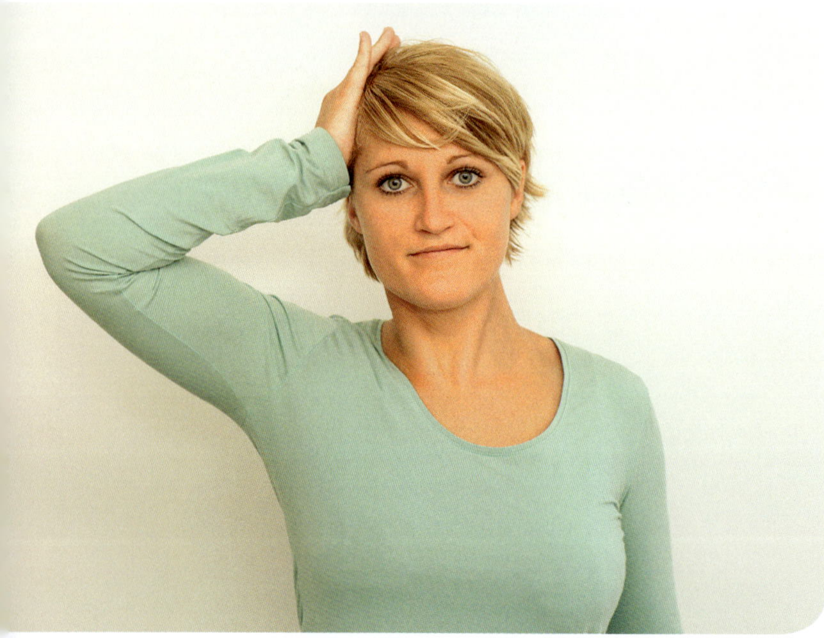

« Drücken Sie den Kopf seitlich in Ihre Hand. Verstärken sich nun Ihre Symptome, ist dies ein Hinweis für eine Problematik der HWS.

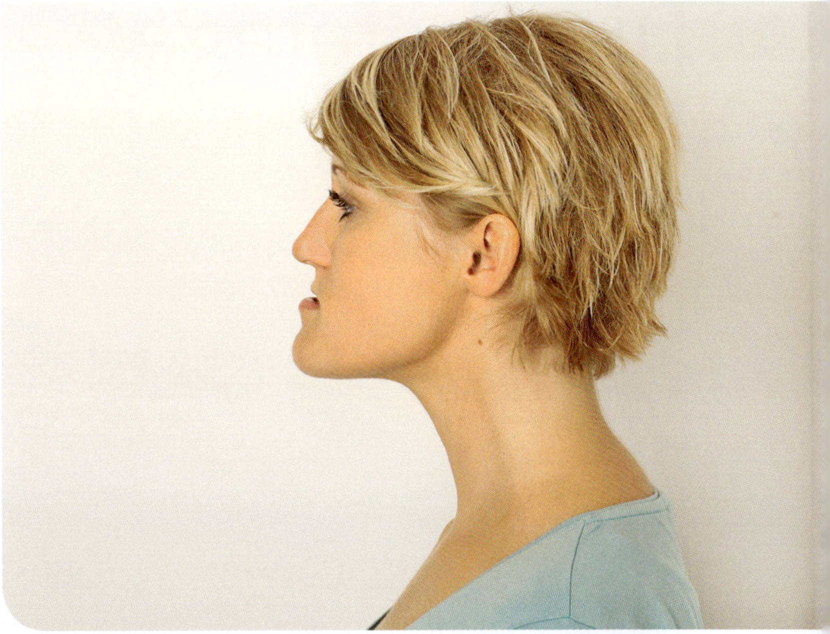

» Schieben Sie den Unterkiefer maximal nach vorne. Ist das Kiefergelenk gestört, könnte sich nun der Tinnitus verstärken.

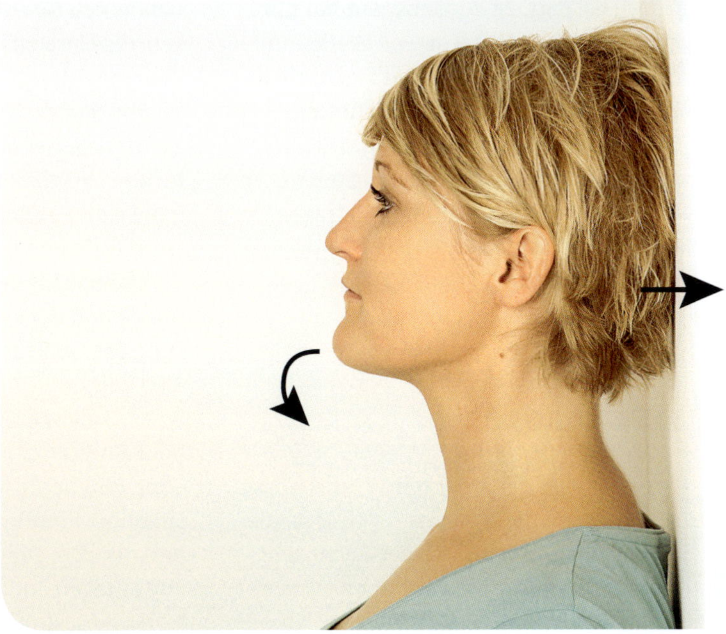

» Ziehen Sie das Kinn etwas nach unten und drücken Sie den Hinterkopf gegen die Wand oder (im Liegen) gegen den Boden.

Die Chefetage: Das Gehirn

In unserem zentralen »Computer« – und nicht im Ohr – wird entschieden, ob Sie unter Tinnitus leiden oder nicht, ob er wahrgenommen wird oder ignoriert werden kann.

Ein Geräusch, ein Ton, der an unsere Ohren gelangt, ist zunächst einmal nur eine über die Luft getragene Welle mit bestimmten physikalischen Eigenschaften ohne emotionale Informationen. Diese Schallwelle wird über das Trommelfell und die Gehörknöchelchen im Mittelohr in das Innenohr übertragen. Dort werden sie in elektrische Impulse umgewandelt.

Neurone auf dem Weg zum Chaos

Die Aufgaben der weiteren Verarbeitung übernehmen die Neurone im Gehirn, die wiederum miteinander über Synapsen verschaltet sind. Seit der frühen embryonalen Entwicklung (das Kind kann ab dem 4. Schwangerschaftsmonat hören) haben sich Neurone zusammengeschlossen, die Hörsignale verarbeiten und ein Zentrum für diese Aufgaben im Gehirn bilden. Später differenzieren sich diese Zentren weiter aus und sind auch im Gehirn in verschiedenen Bereichen auffindbar. So gibt es beispielsweise ein Zentrum für die Sprachverarbeitung oder für die Wahrnehmung und Verarbeitung von Musik. Mit der weiteren Ausdifferenzierung des Gehirns werden Assoziationen, also Verknüpfungen mit anderen Zentren, wie z. B. dem Emotionszentrum (Glücks- oder Angstempfindung etc.) hergestellt. Töne und Geräusche können dann angenehme Emotionen oder Unwohlsein hervorrufen. Diese emotionalen Verknüpfungen entstehen im Laufe der Gehirnentwicklung und hängen davon ab, welche Erfahrungen wir mit den akustischen Informationen gemacht haben – und letztlich davon, wie wir unser akustisches Gehirn benutzt und programmiert haben. So entsteht z. B. der Jazzliebhaber oder der Anhänger klassischer Musik.

Die meisten Geräusche aus der Umgebung oder unserem Körper werden von den hörverarbeitenden Zentren unbewusst gefiltert, weil sie als nebensächlich erkannt werden. Ein neuer Ton (Ihr Tinnitus!) passt nicht in die bekannten akustischen Muster und wird nicht gefiltert. Im Gegenteil, er wird von Neuron zu Neuron weitergeschaltet, und das Gehirn sucht nach Erklärungen für das neue akustische Phänomen, d. h. nach einem bekannten akustischen Muster. Wird dieses gefunden, wie z. B. das Grillenzirpen oder das Rauschen der Heizung, ist es beruhigt, und die Wahrnehmung wird regelrecht abgeschaltet. Wird aber kein bekanntes akustisches Muster zur Erklärung gefunden, werden immer mehr Neurone in unserem Gehirn zur Beobachtung und Verarbeitung genutzt, die Verschaltungen werden intensiviert und aus kleinen elektronischen Wegen werden Pfade, Straßen und schließlich Autobahnen, die Ihr Gehirn durchkreuzen und jetzt nur noch der Wahrnehmung des Tinnitus dienen.

Neuronales Netzwerk

Es werden Assoziationen, also Verbindungsstraßen zu den Emotionszentren, hergestellt, die alle möglichen Gefühle mit dem Tinnitus – unbewusst – aktivieren und miteinander verknüpfen. Der neue Ton wird beobachtet, das raubt uns die Konzentration und den Schlaf. Der Tinnitus hat nun sein neuronales Netzwerk gebildet. Die Forscher bezeichnen diesen Vorgang als Entstehung einer »Tinnitus-verbundenen Aktivität« der Neurone. Dieses Netzwerk verfestigt sich ständig, wenn nicht bald etwas dagegen unternommen wird. Schließlich führt dieser Zustand zu Angst, Erschöpfung und Depression – den typischen Nebenwirkungen eines Tinnitus. Dies alles geschieht völlig unbewusst. Das Fatale ist, je mehr Sie bewusst versuchen, dagegen anzukämpfen, umso mehr wird das Tinnitus-Netzwerk stabilisiert! Und therapeutische »Empfehlungen« wie »Sie müssen damit leben« oder »Hör halt nicht hin« sind ebenso unnütz wie kontraproduktiv. Wie Erkenntnisse aus der aktuellen Gehirnforschung zeigen, sind solche Nervenaktivitäten und Muster nur indirekt veränderbar bzw. umprogrammierbar. Der psychotherapeutische Ansatz berücksichtigt diese Aspekte. Zur Bildung neuer, also besserer Netzwerke bedarf es eines »Coordinated Reset« des alten Netzwerkes, wie wir es aus der Computerbranche kennen, also eines Neustarts. Das Netzwerk muss in Frage gestellt werden, und neue »positive« Inhalte müssen Einzug halten können. Die moderne Hirnforschung zeigt, dass unser Gehirn umprogrammierbar ist! Bis ins Alter hinein können wir Neurone aktivieren, sogar neue Neurone bilden und diese miteinander verknüpfen. Es ist nicht so, dass mit zunehmenden Alter Nervenzellen wegsterben – alles hängt davon ab, wie und ob wir unser Gehirn benutzen und es fordern. Die heutigen Erkenntnisse aus der Hirnforschung zeigen aber auch, dass geistige Umstrukturierungen nicht ohne Einbeziehung des Körpers erzielt werden können. Deshalb hat z.B. Qigong eine positive Wirkung auf Tinnitus. Außerdem ist unser Gehirn ein soziales Organ, das bedeutet, dass wir gerade in der heutigen Zeit unserem Gehirn nichts Besseres tun können, als gute soziale Kontakte wiederherzustellen und zu pflegen.

Angesichts dieser Überlegungen ist auch Ihr Tinnitus-Netzwerk umprogrammierbar. Auch im »chronischen« Fall wird der Tinnitus in Ihrem Gehirn an Bedeutung verlieren und nicht mehr wahrgenommen werden. Es funktioniert! Es ist mit den Prinzipien der Bewältigungstherapie (Seite 109) umsetzbar. Die Bausteine für diese Umstrukturierung Ihres »Tinnitus-Gehirns« stehen zur Verfügung. Eine Umstrukturierung braucht jedoch Geduld, und sie erfolgt nur indirekt unter Einbeziehung von Körper, Geist, Seele und sozialem Umfeld. Es geht nur mit Innehalten und damit verknüpfter Situationsanalyse, mit Achtsamkeit sowie dem Mut zu und der Neugier auf Veränderungen. Eine Pille kann das nicht leisten. Die Pille gegen Tinnitus wird es nie geben!

Kann sich jeder Tinnitus zurückbilden?

Die Aussage »Nach 3 Monaten ist ihr Tinnitus chronisch« ist **falsch**! Diese Behauptung macht Angst und unnötigen Zeitdruck. Aufgrund der Wandelbarkeit unseres Gehirns kann sich auch ein »chronischer« Tinnitus zurückbilden.

Unser Gehirn telefoniert!

Die das akustische Signal verarbeitenden Neurone im Gehirn sind nicht nur mit dem emotionalen System verknüpft. Unser ganzes Nervensystem funktioniert wie das Telefonnetz, das Ihnen ermöglicht, Erdbewohner auf der ganzen Welt zu erreichen. So sind auch die akustischen Neurone in der Lage, mit anderen Nerven wie denen des muskulären Systems zu kommunizieren, was zu Verspannungen führen kann, oder aber mit denen des vegetativen Nervensystems, weshalb uns ein Tinnitus nervös macht. Dies funktioniert in beide Richtungen, d. h., Verspannungen im Nacken können das Hörsystem irritieren und einen Tinnitus hervorrufen (Seite 54) oder, und dies wurde von Susan Shore aus Michigan besonders erforscht, eine pathologische Aktivität im Nervensystem des N. trigeminus kann direkt das zentrale Hörsystem beeinträchtigen. Dieses neuronale »Telefonnetz« kann natürlich auch therapeutisch genutzt werden. Deshalb funktioniert eine Fußreflexzonenmassage, eine Bindegewebsmassage oder auch Akupunktur – alle Berührungen am Körper.

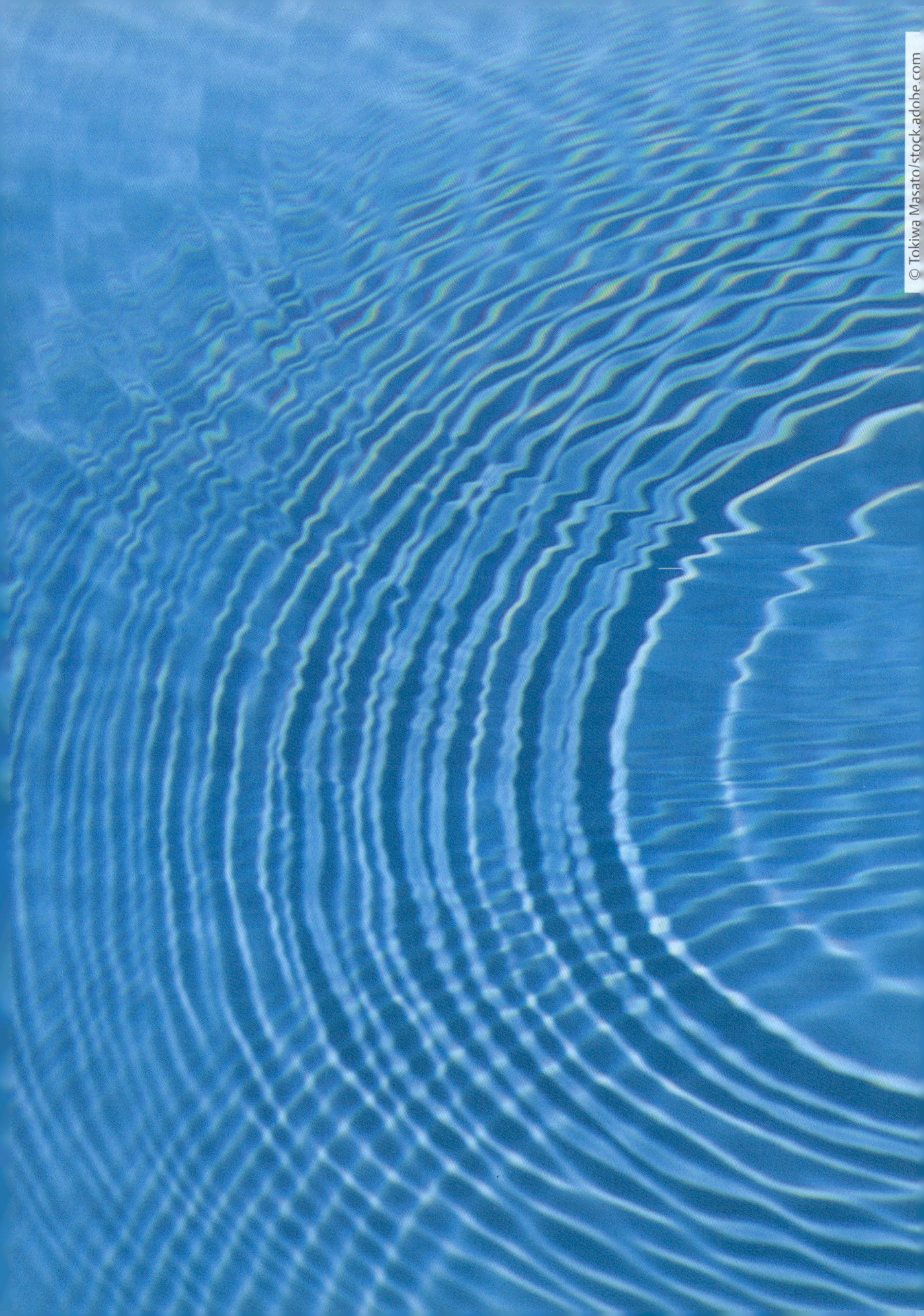

Behandlung des Tinnitus

Akut oder chronisch: Beim akuten Auftreten können Medikamente wirksam sein. Keinesfalls ist nach drei Monaten der Tinnitus »unheilbar« chronisch!

Schnelle Hilfe beim akuten Tinnitus

Einen akuten Tinnitus sollte man möglichst rasch behandeln, um bei einer medizinischen Ursache eine langfristige Beeinträchtigung noch abzuwenden.

Beim akuten Auftreten eines Tinnitus hat sich das Tinnitus-Netzwerk im Gehirn noch nicht soweit etabliert, dass es sich dort selbständig machen kann. Daher sollte nach der entsprechenden Diagnostik die erkannte Ursache (Seite 44) möglichst bald behandelt werden. Meist finden sich aber keine abgrenzbaren besonderen Krankheitsbilder – weder des Ohres noch des Körpers allgemein. In diesen Fällen wird der akute Tinnitus als Äquivalent zum Hörsturz gesehen, und es kommt Kortison zum Einsatz, da man ein entzündliches Geschehen im Innenohr oder in der Hörbahn vermutet. Kortison wirkt sehr stark entzündungshemmend und abschwellend. Aus dem gleichen Wirkprinzip heraus wird Kortison bei einem Lärm- oder Knalltrauma gegeben: Es soll den Schwellungszustand der empfindlichen Sinneszellen abbauen und somit eine normale Stoffwechselfunktion ermöglichen.

Verbesserung der Fließeigenschaften des Blutes

Verschiedene Substanzen verbessern die Fließfähigkeit des Blutes und damit die Aufgabe der roten Blutkörperchen, die den Sauerstoff durch den Körper transportieren. Während früher die »Infusionstherapie« als Standard betrachtet wurde, wird sie heute weitgehend abgelehnt. In bestimmten Stoffwechselsituationen mit Durchblutungsstörungen kann darüber diskutiert werden. Hier ist der Hausarzt gefragt!

Tinnitus: Akute Phase

Medikamentöse Möglichkeiten	Physikalische Therapie	Begleitende Maßnahmen
Kortison (Seite 96 ff.)	hyperbare Sauerstofftherapie (Seite 121)	Beratung
ggf. gefäßerweiternde Mittel		Stressabbau (Seite 59 ff.)
ggf. Mittel zur Verbesserung der Fließeigenschaften des Blutes (Seite 96)		Entspannung (Seite 157)
transtympanale Therapie mit Kortison (Seite 120)		Schlafhygiene (Seite 149)
		Untersuchung/ggf. Behandlung der Halswirbelsäule und des Kiefergelenks (Seite 81)
		akustische Ablenkung (Seite 130)

Keine Angst vor Kortison!

Bei der Behandlung eines Hörsturzes oder eines Tinnitus ist die Wirksamkeit des Kortisons eindeutig belegt. Es wird meist nur über wenige Tage gegeben, weshalb schwerwiegende Nebenwirkungen nicht befürchtet werden müssen. Der Arzt wird Sie aber nach anderen Vorerkrankungen fragen: So muss insbesondere bei Diabetes (Zuckerkrankheit) der Einsatz von Kortison überlegt werden, da der Blutzuckerspiegel durch Kortison ansteigt. Eine Alternative zur Kortisongabe in den Körper stellt heute die Gabe von Kortison in das Mittelohr dar (siehe Abb. Seite 119).

Bei Schlafstörungen sind beruhigende Medikamente vorübergehend hilfreich. Homöopathie und Akupunktur helfen, die Selbstheilungskräfte des Körpers zu unterstützen. Der Körper erreicht somit sein funktionelles Gleichgewicht wieder.

Im Einzelfall, insbesondere wenn der Tinnitus durch einen Hörsturz verursacht wurde oder eine Durchblutungsstörung des Innenohres vermutet wird, können bestimmte Infusionen und die hyperbare Sauerstofftherapie angezeigt sein. Bei der Entscheidung darüber müssen das Alter und eventuelle Nebenerkrankungen oder Stoffwechselstörungen (z. B. Diabetes) des Betroffenen beachtet werden. Neben den medizinischen Maßnahmen geht es im Akutfall um die richtige Beratung des Patienten: So soll eine Fokussierung auf das Ohrgeräusch und damit die Installation eines Tinnitus-Netzwerkes im Gehirn verhindert werden.

Verstehen Sie den Hilferuf!

In manchen Fällen kann ein Ohrgeräusch auch ein Hilferuf des Körpers sein, wenn z. B. Arbeit, Sorgen oder Stress zu viel geworden sind. Oft tritt eine Überforderung unbewusst und schleichend ein. Befragen Sie sich selbst, ob das Ohrgeräusch ein solcher Hilferuf sein kann, und befassen Sie sich deshalb mit den folgenden Punkten:

- Überdenken Sie Ihre aktuelle Lebenssituation. Spielen Stressfaktoren bei Ihnen eine Rolle? Welche genau sind es? Versuchen Sie, diese Stressfaktoren so weit wie möglich abzubauen.
- Besprechen Sie die Möglichkeit einer vorübergehenden Krankschreibung mit Ihrem Arzt.
- Achten Sie auf die Schlafhygiene (Seite 149).
- Reduzieren Sie Ihren Termindruck.
- Schlagen Sie weder mit Alkohol noch mit der Ernährung über die Stränge!
- Vom Gefäßgift Nikotin sollten Sie Abschied nehmen.
- Suchen Sie sportliche Betätigung, dreimal in der Woche mindestens eine halbe Stunde.
- Vermeiden Sie negative Gedanken wie
  - »Es kann eine Krankheit sein …«
  - »Davon komme ich nie los …«
  - »Jetzt werde ich nie mehr ein normales, glückliches Leben führen können …«
- Denken Sie stattdessen positiv:
  - »Unter dem Tinnitus werde ich nicht leiden müssen.«
  - »Ich werde den Tinnitus zum Anlass nehmen, mein Leben positiver und stressfreier zu gestalten.«
  - »Es gibt schlimmere Krankheiten und Unfälle.«

Auch Ihr Arzt hat Ziele:

- »Entpathologisierung« des Symptoms: Ihr Arzt wird Ihnen verdeutlichen, dass Ohrgeräusche keine Krankheit sind und Sie nicht existenziell bedroht sind.
- Gründliche medizinische Abklärung: Ihr Arzt wird Sie gründlich untersu-

chen, um abzuklären, dass kein krankhafter Prozess hinter dem Ohrgeräusch steht. Die Diagnostik des Hörsystems gehört in die Hand der Fachleute, also der HNO-ÄrztInnen.

- Aufklärung: Nachdem die Untersuchungen zu einer Diagnose geführt haben, wird Ihr Arzt Ihnen die Auswahl der eingesetzten Medikamente erklären.
- Psychologische Aspekte: Möglicherweise bescheinigt Ihr Arzt Ihnen für eine bestimmte Zeit eine Arbeitsunfähigkeit oder empfiehlt Ihnen unter Umständen auch eine kurzzeitige Anwendung eines Schlafmittels. In bestimmten Situationen kann sogar die Anwendung von Psychopharmaka nützlich sein.

Meiden Sie Stille und genießen Sie den Tag!

Wenn Sie absolute Stille aufsuchen, wird Ihr Ohrgeräusch immer vorhanden sein und Ihnen immer lauter erscheinen. Lenken Sie sich ab, um einer Chronifizierung vorzubeugen. Genießen Sie den Tag!

So lenken Sie sich ab:

- Nutzen Sie Geräuschgeräte! Stellen Sie einen tickenden Wecker auf Ihren Nachttisch oder einen Zimmerspringbrunnen ins Schlafzimmer.
- Meiden Sie Stille! Hören Sie leise Hintergrundmusik während des Tages und beim Einschlafen.
- Hören Sie auf Naturgeräusche wie Vogelzwitschern oder Blätterrauschen.
- Hören Sie nicht in sich hinein, ob der Tinnitus noch da ist!
- Führen Sie ein Tinnitus-Tagebuch (zu Beginn der Erkrankung kann das sinnvoll sein).

Aufmerksamkeitsumlenkung

Richten Sie Ihre Aufmerksamkeit nicht auf das Ohrgeräusch, sondern lenken Sie im Gegenteil die akustische Wahrnehmung vom neuen Signal ab! Schon dadurch kann verhindert werden, dass das Ohrgeräusch durch »Lernprozesse« im Gehirn chronisch wird.
Die Fachleute sprechen in diesem Zusammenhang von Aufmerksamkeitsumlenkung und Genusstraining. Diese »einfach« klingenden Ratschläge sind sehr effektiv: Wenn man sie konsequent anwendet, wird man den Tinnitus mehr und mehr vergessen können. Es entsteht eine Defokussierung vom Tinnitus.

Ablenkung hilft!

Akustische Ablenkung durch bewusstes Hören auf die Natur oder andere Geräusche hilft, einem Lernen des Tinnitus im Limbischen System entgegenzuwirken!

- Akustische Hilfsmittel in ruhiger Umgebung, insbesondere vor dem Einschlafen, verwenden (tickender Wecker, Einschlafen mit Musik, Zimmerspringbrunnen).
- Psychologische Aufmerksamkeitsumlenkung (Seite 111).
- »Genusstraining« (Seite 165)

Genießen Sie mal wieder:

- Besuchen Sie Freunde.
- Gehen Sie ins Kino oder in ein Konzert.
- Verbringen Sie einen schönen Urlaub.
- Gönnen Sie sich doch einmal ein Wellness-Wochenende.
- Gehen Sie hin und wieder gut essen.

Dies sind Maßnahmen, die Sie von sich aus durchführen können. Parallel hierzu ist es Aufgabe der Medizin, die Tinnitus auslösende Ursache rasch zu behandeln.

Im Akutfall ins Krankenhaus?

Der Kostendruck bei den Krankenkassen hat dafür gesorgt, dass die medizinischen Dienste die Versorgung eines akut an Tinnitus Erkrankten im Krankenhaus verweigern. Dies hat zu einer großen Fachdiskussion über die Sinnhaftigkeit der stationären oder ambulanten Tinnitus-Therapie geführt.

Aus medizinischer Sicht kann eine stationäre Tinnitus-Behandlung erforderlich werden, wenn

- gleichzeitig eine Innenohrstörung vorliegt und dies eine langzeitige (über drei bis sechs Stunden dauernde) Infusionsbehandlung nötig macht,
- die begleitende Innenohrstörung zu Schwindel geführt hat oder
- wenn gleichzeitig andere Erkrankungen vorliegen, die eine Überwachung notwendig machen (z. B. Diabetes).

Unter psychologischen Aspekten kann eine stationäre Tinnitus-Behandlung angezeigt sein, wenn häuslich oder am Arbeitsplatz ein großes Konfliktfeld besteht, das nur durch ein Herausnehmen des Betroffenen zunächst einmal entschärft werden kann. Die an den meisten Kliniken vorhandenen Psychologen können dann auch unter den stationären Bedingungen rasch eine Beratung durchführen. Eine stationäre Krankenhausbehandlung kann aber auch schäd-

Notübung für den Übeltäter Halswirbelsäule

Möglicherweise ist eine funktionelle Störung der Halswirbelsäule (Seite 54) die Ursache für einen akut einsetzenden Tinnitus. In diesem Fall können Sie bei einem frisch aufgetretenen Ohrgeräusch selbst die unten stehende »Notübung« für die Halswirbelsäule durchführen.

- Legen Sie sich auf den Rücken und beugen Sie die Beine.
- Stellen Sie sich vor, Sie hätten in der Lendenwirbelregion/Rückenregion einen weichen Ball, den Sie durch Zurückrollen des Beckens zerdrücken möchten. Diese Bewegung führt zu einer Streckung des Rückens, die sich bis in die Halswirbelsäule (HWS) fortsetzt.
- Stellen Sie sich nun vor, Sie hätten diesen Ball im Nacken und möchten ihn mit dem langgestreckten Nacken herunterdrücken. Dabei wandern das Kinn und der langgestreckte Hals in Richtung Boden. Sie spüren das Hinterhaupt auf dem Boden aufliegen. Drücken Sie nun das Hinterhaupt gegen den Boden und halten Sie die Spannung, indem Sie langsam bis fünf zählen. Lassen Sie danach den Kopf und die Halswirbelsäule sowie das Becken locker und fühlen Sie die Entspannung.
- Wiederholen Sie diese Übung einige Male. Rollen Sie zwischen den Übungen den Kopf ganz locker auf der Unterlage ein paar Mal hin und her.

Des Weiteren hilft auf die Schnelle ein richtig indizierter und von einem Fachmann schonend an der Halswirbelsäule durchgeführter Handgriff (Chiropraktik). Auch eine gezielte Neuraltherapie (Injektion eines Betäubungsmittels in bestimmte Strukturen der oberen Halswirbelsäule) kann einen halswirbelsäulenbedingten Tinnitus im Akutstadium schnell zum Verschwinden bringen. Jetzt wäre eine schonende Physiotherapie/Osteopathie nützlich.

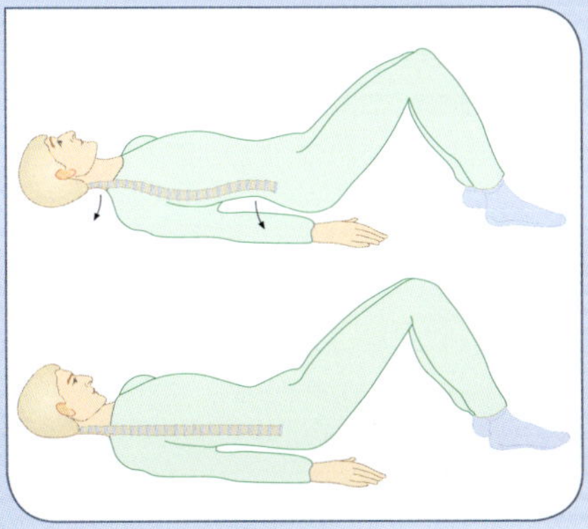

Übung für die HWS: Die Pfeile zeigen die korrekte Druckrichtung an.

lich wirken. Das passiert dann, wenn (unbewusst) der Tinnitus vom Patienten als Krankheit gesehen wird, die »sogar« einen Krankenhausaufenthalt nötig macht. Damit bekommt der Ohrwurm eine noch pathologischere Bedeutung. Genau dies kann aber passieren, wenn der unvorbereitete Betroffene in eine Station eingewiesen wird, in der auch schwerkranke Patienten liegen. Dann besteht die Gefahr, dass der Tinnitus subjektiv und unbewusst so schlimm eingeschätzt wird wie die anderen schweren Krankheitsbilder. Dies ist oft der Beginn eines chronischen Tinnitus.

Die Fachleute sprechen hier von einer Pathologisierung des Symptoms Tinnitus. Schnell treten bei den Betroffenen katastrophisierende Gedanken auf, die das Ohrgeräusch noch schlimmer erscheinen lassen und es mit negativen Gefühlen verbinden. Eine Verknüpfung, die das Leiden in Gang setzt und die später nur sehr schwer wieder vom Ohrgeräusch zu trennen ist.

Allgemeine Prinzipien der Tinnitus-Therapie

Es gibt nicht den »einen« Tinnitus! Aus den fünf Ansätzen der Tinnitus-Therapie sollte die Behandlung individuell zusammengestellt werden.

Die therapeutische Kunst und Kreativität bestehen darin, aus den prinzipiellen Ansätzen für den jeweiligen Betroffenen eine individuelle Mixtur zusammenzustellen.

Es muss immer berücksichtigt werden, dass niemals ein einzelnes therapeutisches Instrument wirksam ist, sondern dass ein Therapie-Orchester gebildet werden muss. Prinzipiell kann man einen Tinnitus auf folgenden Wegen behandeln:

1. über das Gehirn (neural)
2. über Medikamente (allopathisch, homöopathisch) lokal am Ohr oder systemisch
3. über das Hören (akustisch)
4. über Muskeln und Gelenke (somatosensorisch)
5. über den Körper (ganzheitlich)

Die Spezialisierung in der Medizin führt dazu, dass es keinem noch so guten Arzt möglich sein kann, über jeden dieser fünf Behandlungsgrundsätze umfassend Bescheid zu wissen. Komplizierend kommen die individuellen Umstände auf Seiten des Patienten hinzu, wie z. B. andere Begleiterkrankungen. Die HausärztInnen haben hier eine wichtige Beraterfunktion. Bei der Auswahl der Experten hilft die Tinnitusliga!

Ein Beispiel aus jüngster Forschungs-Vergangenheit

Vor einigen Jahren kam, gestützt durch funktionelle Kernspintomografie und durch modernste Mikroelektronik in Verbindung mit hervorragender neurochirurgischer Leistung, die Idee auf, man könne einen Tinnitus, der sich an der Hirnrinde in der funktionellen Kernspintomografie darstellt, elektrisch beeinflussen. Man implantierte Elektroden, die die Hirnrinde im Bereich des lokalisierten Tinnitus stimulierten. Leider war dies nicht erfolgreich und die Patienten wurden unter erheblichem Risiko operiert. Die Erfahrungen aus dieser Ära sind trotzdem wichtig: Die Wissenschaft lernt auch aus dem Versagen von Therapien und muss einsehen, dass gerade sensorische Störungen wie ein Tinnitus im akustischen System nicht auf einen Körperteil, eine Hirnregion, eine Ursache zurückgeführt werden kann! Auch wenn wir den Tinnitus heute im Gehirn sehen können, müssen wir daran denken, dass die Untersuchungsmethode, mit der dies möglich ist, in ihrer Begrenztheit gesehen werden muss.

1. Der neuronale Therapieansatz

Das Gehirn entscheidet: Hier geht es um die Programmierung und Umprogrammierung im menschlichen Gehirn, d. h. das Lernen und Verlernen (un)bewusster Verhaltensweisen.

»Cells that fire together – wire together.« Dieser berühmte Satz von Donald O. Hebb hat unser heutiges Verständnis der Signalverarbeitung im Gehirn und des Lernens geprägt. Es sagt aus, dass die einzelnen Nervenzellen im Gehirn sich jederzeit bei entsprechender Stimulation vernetzen können. Zuerst funktionell, d. h. elektrische Impulse austauschend, dann strukturell, indem sie sich »verdrahten«, d. h. feste Nervenverbindungen eingehen. So entstehen im Gehirn zunächst (Tinnitus-) Informationspfade, dann Wege und Straßen – und bei genügender Stimulation richtige Autobahnen. Für den Tinnitus bedeutet dies: Er hat sich nun in Ihrem Gehirn verdrahtet. Das Tinnitus-Netzwerk ist programmiert und reorganisiert sich selber, drängt sich wieder in den Vordergrund, auch wenn es Ihnen mal kurzzeitig »gut ging« – ganz so wie unser Gehirn eben funktioniert, wenn es etwas gut gelernt hat. Wir fallen diesem Muster zum Opfer, ein Vorgang, den die Hirnforscher so treffend als Versklavung bezeichnen. Der Tinnitus wird chronisch.

Wir ÄrztInnen können Ihnen nur in den seltensten Fällen genau sagen, wo der Tinnitus generiert wird. Das kann prinzipiell in jedem Teil des akustischen Systems sein. Mit der bewussten Wahrnehmung des Tinnitus sind bereits eine Menge unbewusster Reaktionen verknüpft, die der Tinnitus mit sich bringt.

Es gibt aber noch einen anderen berühmten Satz aus der modernen Hirnforschung: »Use it or loose it«, d. h., benutze deine Neurone, oder deren Informationsübermittlung geht verloren. In Bezug auf den Tinnitus wollen wir dieses Prinzip ausnutzen und die Tinnitus übertragenden Neurone verlieren bzw. ihre Funktion umwandeln. Das Problem dabei ist, dass wir diese Neurone nicht bewusst abschalten können, wie wir etwa ein visuelles Signal mit dem Schließen der Augen ausblenden können. Wir können aber dafür sorgen, dass diese Neurone neue Aufgaben bekommen und sich neue Netzwerke bilden, die die alten pathologischen Verknüpfungen überflüssig machen. Genau davon handelt die Bewältigungstherapie (Seite 109).

Historisch gesehen waren wir im deutschsprachigen Raum die Ersten, die aus dem amerikanisch-englischen Raum stammenden Ideen von Jastreboff und Hazel aufgenommen und professionell mit der psychologischen Diagnostik und Therapie verknüpft bzw. erweitert haben. Ein jetzt weltweit anerkanntes Vorgehen. Heute fließen noch die Erkenntnisse aus der modernen Hirnforschung mit ein, z. B. der Einbezug von Geist und Seele, Körper und sozialem Umfeld als Voraussetzung einer möglichen Umstrukturierung neuronaler Netzwerke. Hinzu kommen der zielgerichtete und intelligente Einsatz technisch-akustischer Hilfsmittel.

Das Gehirn »umprogrammieren«

Tinnitus wird von aktiven Neuronen hervorgebracht, die ein Tinnitus-Netzwerk in Ihrem Gehirn knüpfen. Sie können dieses Netzwerk nicht aktiv abschalten, aber mit Hilfe der Bewältigungstherapie umprogrammieren. Eine Umformung des Gehirns funktioniert lebenslang – bis ins hohe Alter! Sie sind selbst dafür verantwortlich, wie Sie Ihr Gehirn »pflegen«!

Am Anfang: Ihre persönliche Bestandsaufnahme

Sie sind in die Lage gekommen, sich mit einer – möglicherweise chronischen – körperlichen Beeinträchtigung auseinandersetzen zu müssen. Ihre Reaktion auf diese neue Beeinträchtigung ist mehr oder minder stark von früh in Ihrer Entwicklung angebahnten Bewältigungsprozessen geprägt. Dies gilt insbesondere für alle, die irgendwann in ihrem Leben eine ganz bestimmte Strategie zur Bewältigung ihrer Ängste und zur Aufrechterhaltung der inneren Ordnung gefunden haben.

Diese Strategien werden dann in gleicher Weise immer wieder eingesetzt, weil sie sich scheinbar bewährt haben und weil damit eventuell andere Probleme auch zu lösen sind. Aus der Bewältigungsstrategie sind eingefahrene Programme geworden, die das gesamte weitere Denken, Fühlen und Handeln bestimmen. Nun tritt Tinnitus auf und Sie kommen mit Ihren erlernten Strategien nicht mehr zurecht. Dies führt zu verzweifelten Reaktionen und Gedanken wie »Der Tinnitus wird schlimmer!«, »Was mache ich dann?«, »Kann ich mein Leben noch bewältigen?«, Habe ich gar keine Freude mehr?« usw. Damit verbunden sind Reaktionen wie Angst, Panik, Schlaflosigkeit, Konzentrationsstörungen sowie depressiven Gedanken und Reaktionen.

Dann wird es höchste Zeit, die Situation mit ihrem Hausarzt und dem HNO-Arzt offen zu besprechen. Ihr Kummer muss formuliert werden! Gehen Sie nicht zum Arzt und sagen Sie nur: »Ich habe Tinnitus«, sondern kommunizieren Sie auch ihr Unwohlsein, so gut es Ihnen gelingt.

Oder Ihre Reaktion ist: Sie hören gelegentlich ein leises Geräusch und wollen wissen, was es damit auf sich hat, ob damit ein medizinisches Problem verbunden sein könnte. Dann gehen Sie zum HNO-Arzt und besprechen die notwendige Diagnostik und deren Ergebnisse. Man wird Sie beruhigen können: Ein solcher Tinnitus hat i.d.R. keinen Krankheitswert und wird auch nicht schlimmer. Im Gegenteil: Er wird bald aus Ihrem Leben verschwinden.

Tinnitus tritt häufig in der zweiten Lebenshälfte auf, wenn Lebensstrategien und Lebenspläne aufgegangen sind und wir es uns im Leben bequem gemacht haben. Eine gewisse Langeweile tritt ein, vielleicht fehlen die Träume? Oder es geht in diesem Lebensabschnitt um das »Durchhalten«? Durchhalten am Arbeitsplatz, in der Familie, in der Partnerschaft – eigentlich will man nicht mehr »so weitermachen«, aber die scheinbaren Verpflichtungen und »Lebensschulden« materieller und immaterieller Art kleben an uns. Oder Sie waren stets voller Tatendrang und immer aktiv, hatten alles unter Kontrolle. Nun wirft Sie der Tinnitus unkontrolliert aus der Bahn. Offensichtlich geht es so nicht mehr weiter.

Psychische Belastung durch Tinnitus

Ohrgeräusche sind – unabhängig von ihrer Ursache – von Beginn an immer auch ein psychisches Problem. Die Tatsache, dass etwas eingetreten ist, das möglicherweise das Leben verändern wird, muss erst einmal akzeptiert werden. Treffend spricht man in der Fachsprache auch von einem komplexen Tinnitus, wenn nicht nur ein Summen im Ohr besteht, sondern auch Veränderungen im Gefühlsleben, Denken und Handeln eintreten.

So ein leiser Ton – eigentlich lächerlich, oder?

Der Ton oder das Rauschen des Tinnitus übersteigt bei keinem Betroffenen den Wert von 20 dB. Das ist etwa so laut wie ein Blätterrascheln. Und trotzdem ist es für die Betroffenen zum Ausflippen. Wäre das Geräusch dem Rauschen des nahen Bachs oder dem Meer zuzuordnen oder dem Zirpen der Grillen an einem lauen Sommerabend, dann wäre das Geräusch für uns unproblematisch – im Gegenteil, die genannten Geräusche mögen wir. Aber so? Jetzt dringt das Tinnitus-Geräusch bei vielen Betroffenen in deren Gedankengänge ein.

Wie sehr belastet Sie der Tinnitus?

Grad 1: Das Ohrgeräusch ist sehr leise. Es wird nur bei Konzentration darauf und in sehr stiller Umgebung wahrgenommen und stört nicht.

Dies ist ein Zustand, den wir Therapeuten bei allen Tinnitus-Patienten, auch wenn sie zunächst sehr verzweifelt sind, erreichen wollen und auch können. Dies bedeutet, wir können bei jedem betroffenen Tinnitus-Patienten sagen, dieser Grad I ist erreichbar, wie sehr das Leiden mit dem Tinnitus gerade auch ist.

Grad 2: Das Ohrgeräusch stört in Ruhe (z. B. vor dem Einschlafen). Es fällt auf bei Stress, Sorgen sowie vermehrten privaten und beruflichen Problemen. Im Allgemeinen kommt der Betroffene gut damit zurecht, eine Besserung wäre jedoch erwünscht.

Hier besteht bereits Handlungsbedarf. Wird diese Situation belassen, besteht die Gefahr, dass andere Belastungen wie Ärger am Arbeitsplatz, negative Ereignisse und Sorgen hier sofort einhaken, das Tinnitusnetzwerk mit weiterer Aktivität »füttern« und zur Dekompensation führen können. Im Vordergrund empfindet der Betroffene dann zwar den Tinnitus als unerträglich und beschuldigt ihn für die Entgleisung seines Lebens, er ist jedoch nur zum »Sündenbock« geworden, weil andere negative Einflussfaktoren die Tinnitusaktivität erhöhen konnten.

Grad 3: Das Ohrgeräusch stört ständig und wird als beeinträchtigender Faktor im beruflichen und privaten Lebensbereich empfunden. Es ist kein unbeschwertes Leben mehr möglich.

Dies ist eine ernste Situation. Hier genügen die ärztliche Diagnostik und Zuwendung nicht mehr. Der für Tinnitus geschulte Psychologe muss die negativen Einflussfaktoren, die den Tinnitus aktivieren, diagnostizieren können und einen Weg hieraus beschreiben.

Grad 4: Der Patient fühlt sich dem Ohrgeräusch ausgeliefert. Er ist arbeitsunfähig, ein unbeschwertes Privatleben ist nicht möglich. Panikattacken und massive Depressionen treten auf. Eine Lebensführung wie bisher ist unmöglich.

Dies ist der Katastrophenfall! Die neuronale Tinnitusaktivität hat die Herrschaft über das Gehirn des Betroffenen übernommen. Diese Aktivität führt zum Zusammenbruch aller anderen Netzwerke, die dafür da wären, Freude und Lebensqualität zu vermitteln. Es kann sogar sein, dass Angst und Depression Stoffwechselvorgänge der Nervenzellen so stark stören, dass eine Herausführung aus diesem Chaos nur mit Hilfe von Psychopharmaka möglich ist. Aber Achtung: Wie bereits beschrieben, sind diese nur als vorübergehendes Hilfsmittel zu verstehen. Sie sollen erst einmal die Möglichkeit schaffen, dass der Betroffene über ein sich normalisierendes Denken zum Lernen befähigt wird und dazu motiviert werden kann. Nur durch das daraufhin mögliche motivationale Lernen, das immer mit einer Psychotherapie verbunden sein muss, wird es möglich sein, eine Heilung vom Tinnitusleiden zu erreichen. Den Patienten mit den Psychopharmaka alleinzulassen, bedeutet für den Autor einen Kunstfehler!

Prinzipien der Tinnitus-Bewältigungstherapie

Die Grundlage hierfür ist die diagnostische Abklärung des Tinnitus durch den HNO-Arzt Ihres Vertrauens. Neben der gründlichen Anamnese und der klinischen Untersuchung erfolgt hier die Suche nach den Ursachen und Begleitumständen des Tinnitus, die im Kapitel »Dem Tinnitus auf den Grund gehen« (Seite 43) beschrieben werden.

Achtung!

Wenn Sie sich selbst in Stufe 4 einordnen, ist schnelle psychologische Hilfe angezeigt! Wenden Sie sich an einen Neurologen bzw. Psychiater, eine psychiatrische Klinik oder auch im Internet an die Adressen im Service (Seite 186).

Je nach Bedarf sind auch noch andere FachärztInnen aus der Orthopädie, Neurologie und Inneren Medizin zur Beratung hinzuzuziehen. Viele Tinnitus-Betroffene sind beruhigt, wenn nach der entsprechenden medizinischen Diagnostik keine gefährliche Erkrankung festgestellt wird. Die latent vorhandenen, bewussten und unbewussten Ängste vor einer ernsthaften Erkrankung sind dadurch meist ausgeräumt, und der Tinnitus verliert für den Betroffenen die existenzielle Bedeutung, sodass der Ton im Gehirn nicht mehr als gefährlich beurteilt wird. Dies wiederum ist Voraussetzung dafür, dass der Ton nicht mehr so beobachtet wird und die Neurone sich im Gehirn wieder mit anderen Dingen beschäftigen. Der Tinnitus wird leiser und kann schließlich auch aus der Wahrnehmung verschwinden. Im Gehirn kehrt dann sozusagen »Ruhe« ein. Dies vermindert den Stress und fördert die Entspannung und Normalisierung: Der Betroffene kann sich so wieder einem schönen Leben zuwenden.

Geräusche rufen unterschiedliche Reaktionen hervor

Stellen Sie sich vor, Sie bewohnen ein Reihenhaus, und Sie haben links von sich einen ganz netten Nachbarn und rechts von Ihnen einen Menschen, der Ihnen sehr unsympathisch ist. Am Samstagnachmittag machen Sie Ihr Mittagsschläfchen, und der nette Nachbar mäht den Rasen. Das Brummen des Rasenmähers wirkt einschläfernd, und das frisch geschnittene Gras riecht angenehm. Sie

Die Retrainingtherapie

Forscher wie Pawel Jastreboff und Jonathan Hazel verdienen Anerkennung dafür, dass sie mit ihren Arbeiten zeigten, dass Tinnitustherapie nicht im Ohr, sondern im Gehirn ansetzen muss. Es wurde die sogenannte Retrainingtherapie definiert, die aus der Anwendung von Rauschgeräten und einer strukturierten – aber nicht durch Psychologen professionalisierten – Beratung besteht. Diese Maßnahmen alleine führen nicht zum Erfolg, wie Studien eindeutig belegt haben. Im deutschsprachigen Raum ging man gleich einen Schritt weiter, professionalisierte die Beratung und Therapie mit der Berufsgruppe der Psychologen (i. d. R. VerhaltenstherapeutInnen) und der HNO-ärztlichen Diagnostik und Therapie. Diese Professionalisierung ist die entscheidende Grundlage der modernen Tinnitustherapie und lässt sich im deutschsprachigen Gesundheitssystem erfreulicherweise darstellen. Die medizinische Analyse darf sich nicht auf HNO-ärztliche Krankheitsbilder beschränken, sondern muss alle anderen bislang vorliegenden Krankheiten, Unfälle und die eingenommenen Medikamente berücksichtigen. Hier ist also eine gute Zusammenarbeit mit dem Hausarzt des Betroffenen gefragt. Wichtig ist, dass alle Befunde bei Ihrem HNO-Arzt zusammengetragen werden, damit sie sich zu einem medizinischen Gesamtbild zusammenfügen. Dieses Bild muss der HNO-Arzt Ihnen erklären und eventuell einzuleitende medizinische Behandlungen plausibel erläutern. Dieser damit verknüpften Beratung, im Englischen auch als »Counseling« bezeichnet, kommt eine große Bedeutung zu: Sie stellt den Beginn der Umstrukturierung Ihres Gehirns und des Tinnitus dar! Damit besteht die große Chance, dass der Tinnitus sich nicht im Gehirn einnistet und sein fatales Netzwerk aufbaut. Heute ist man sich sicher, dass der Effekt, den die Beratung bei der Behandlung von Ohrgeräuschen hat, mindestens ebenso groß ist wie der des Einsatzes von Medikamenten.

fühlen sich nicht gestört und denken vielleicht: »Das gehört zu einem typischen, gemütlichen Samstagnachmittag.« Am nächsten Samstag aber mäht der »Unsympath« den Rasen zur Ruhezeit. Sofort regt Sie das Geräusch maßlos auf, und der Gedanke »Das macht er jetzt mit Absicht, um mich zu ärgern« raubt Ihnen die Ruhe, und der schöne Nachmittag ist dahin. Dasselbe Geräusch kann ganz unterschiedliche emotionale Reaktionen und Gedanken hervorrufen!

Genauso ist es beim Tinnitus, und deshalb kann der eine mit seinem Ohrgeräusch gut leben, während der andere jedoch daran verzweifelt – obwohl es vielleicht sogar leiser ist. Die Psychologie verfügt über eine Reihe von Möglichkeiten, den inneren Zustand und die seelische Belastung genau zu messen, herauszufinden, warum Sie unter dem Geräusch leiden und welche emotionalen Reaktionen damit gekoppelt sind.

Die psychologische Diagnostik

Die Einbindung einer psychologischen Diagnostik sollte Sie nicht irritieren und zu dem Gedanken verleiten, man nehme Sie medizinisch nicht mehr ernst und schiebe alles auf die Psyche. Das neuronale Tinnitus-Netzwerk im Gehirn »lebt« von Sorgen, Ängsten und Nöten, und bei der Hinzuziehung des psychologischen Fachgebietes geht es darum, diese Verknüpfungen aufzufinden und aufzulösen. Es geht primär nicht um gefährliche psychische Krankheiten.

Dieser Weg ist ein Prozess, und immer ist Ihre Meinung gefragt. Schildern Sie dem Arzt Ihre Sorgen, Befürchtungen und Ihre aktuellen Lebensschwierigkeiten. All diese Dinge sind in der Lage, Ihrem Tinnitus zusätzliche Aktivität zu verleihen, deshalb müssen sie formuliert und betrachtet werden. In der Vergangenheit standen sich der Tinnitus-Betroffene und der HNO-Arzt an diesem Punkt oft hilflos gegenüber, denn hier kann der betreuende HNO-Arzt nur mit seiner Lebens- und Berufserfahrung helfen.

Richtig professionell kann dann nur weitergearbeitet werden, wenn jetzt eine kompetente Person mit psychotherapeutischer Ausbildung (psychologischer Psychotherapeut oder ärztlicher Psychotherapeut) den beiden zur Seite tritt, also die psychologische Diagnostik stattfindet. In nur wenigen Stunden (max. 3–5) geht es nun darum, die Verknüpfung zwischen dem Tinnitus und dem privaten und beruflichen Leben des Patienten zu betrachten und darin Faktoren zu entdecken, die den Tinnitus verstärken oder auch abschwächen. Schließlich geht es auch darum, ob nicht seelische Faktoren oder Stressfaktoren den Tinnitus überhaupt verursacht haben.

Entscheidend ist, dass nach der psychologischen Diagnostik ein kurzes gemeinsames Gespräch zwischen dem Patienten, Psychologen/Psychotherapeuten und dem behandelnden HNO-Arzt stattfindet (Tinnitus-Konferenz). Dabei werden die medizinischen und psychologischen Gesichtspunkte erörtert und ein gemeinsamer Behandlungsplan festgelegt. Im weiteren Verlauf werden eventuell notwendige weitere Therapieschritte auf die gleiche Art immer wieder aufeinander abgestimmt. Die Kommunikation zwischen den Beteiligten ist die Grundlage hierfür.

Charlotte

Tinnitus durch seelischen Stress

» *Ich ging mit einem akuten Tinnitus in die Sprechstunde meines HNO-Arztes. Da ich auch einen leichten Hörsturz hatte, wurde mir Kortison an drei aufeinander folgenden Tagen verabreicht. Bei den ersten Terminen war ich nicht in der Lage zu berichten, bzw. auch nicht adäquat gefragt worden, ob Stressfaktoren den Tinnitus möglicherweise verursacht hatten bzw. verstärkten. Unter Tränen schilderte ich dann schließlich, dass meine einzige Tochter seit einem halben Jahr mit einem unbekannten Mann verschwunden sei und ich keinerlei Kontakt mehr zu ihr hätte. Die Sache mit meiner Tochter ließ mich total verzweifeln.«*

Kommentar

Diese Extremsituation mit unglaublicher emotionaler Belastung und Ängsten ist sehr gut geeignet, um eine völlige Verzweiflung und auch einen Tinnitus auszulösen. Hier kann keine HNO-ärztliche oder medizinische Therapie helfen! Hier muss unbedingt eine professionelle psychologische Unterstützung aktiviert werden, um das seelische Trauma aufzuarbeiten. «

Mögliche Fragen an den Arzt

Falls die folgenden Ängste und Probleme Sie bewegen, sollten Sie sich nicht scheuen, diese mit dem Arzt zu besprechen:

Kann es sein, dass

- der Tinnitus schlimmer wird?
- der Tinnitus für immer so bleiben wird?
- es sich beim Tinnitus um eine körperliche Krankheit handelt?
- ich überlastet bin?
- es für den Tinnitus keine Behandlung gibt?
- der Tinnitus zu Schlafstörungen führen wird?

- der Tinnitus zu einer Schwerhörigkeit führen wird?
- ein Leben mit dem Tinnitus nicht mehr möglich ist?
- der Tinnitus durch einen Tumor verursacht wird?
- der Tinnitus Vorläufer von Schlaganfällen ist?
- die Fähigkeit zum normalen Leben beeinträchtigt ist?
- das Familienleben und das soziale Leben unter dem Ohrgeräusch leiden werden?

In vielen Fällen spielen negative, sogenannte dysfunktionale oder auch katastrophisierende Gedanken eine Rolle. Gedanken, die sich unbewusst aufdrängen und ein »Vergessen« des Tinnitus verhindern. Prüfen Sie selbst, ob Ihre Gedanken und Gefühle von solchen Feststellungen beeinflusst werden, wie z. B.:

- Mein Tinnitus macht mich unglücklich.
- Mein Tinnitus erzeugt Spannungen.
- Mein Tinnitus ärgert mich.
- Ich kann keine Stille mehr genießen.
- Ich habe keine Interessen mehr.
- Mein Tinnitus verwirrt mich.
- Ich verliere meine Lebenslust.
- Ich kann mein Leben nicht mehr richtig genießen.
- Ich kann mich nicht mehr entspannen.
- Mein Tinnitus macht mich hoffnungslos.
- Mein Tinnitus behindert meine Konzentration.
- Mein Tinnitus beeinflusst meine Leistungsfähigkeit im Beruf.
- Ich habe Angst vor der Zukunft.
- Mein Tinnitus macht mir Ängste.
- Man kann ja doch nichts tun.
- Das Leben ist mit diesem Geräusch nicht mehr lebenswert.

Vielleicht sind Ihnen diese Fragen und Gedanken jetzt beim Lesen erst bewusst geworden. Sprechen Sie sie diese dem Arzt oder Therapeuten gegenüber auch tatsächlich aus! Nur dann ist ein Weg zur gemeinsamen Bewältigung des Ohrgeräuschs offen und der Arzt erkennt Ihre Nöte und Befürchtungen.

Das Bewältigungstraining erfolgt nach folgendem Schema:

- Erstvorstellung beim HNO-Arzt und Anamnese
- HNO-ärztliche Diagnostik, spezielle Tinnitus-Diagnostik einschließlich der Feststellung des Betroffenheitsgrades (Evaluation mittels Fragebögen und klinische Einschätzung), eventuell Medikation, ggf. Hinzuziehung weiterer ÄrztInnen (Hausarzt!)
- Beratung (»Counseling«) – auch in Gruppen
- Möglicherweise psychologische Diagnostik über zwei bis fünf Stunden
- Tinnitus-Konferenz mit dem Betroffenen, HNO-Arzt und Psychologen. Dabei wird entschieden, wie es weitergeht. In den meisten Fällen hat der Patient so viel an medizinischer und »psychologischer« Information mitbekommen, dass er mit seinem Tinnitus umgehen und ihn vergessen kann. Es können aber

auch medizinische oder psychologische Maßnahmen zur Diskussion stehen.
- Nachfolgende Visiten und weitere Beratung.
- Schlussbesprechung und Abschluss der Therapie.

Tinnitus-Konferenz

Die Tinnitus-Konferenz nach Abschluss der psychologischen Diagnostik bedeutet ein kurzes gemeinsames Gespräch zwischen dem behandelnden HNO-Arzt, dem Psychologen oder Psychotherapeuten, der die Diagnostik durchgeführt hat, und dem Betroffenen. Hier werden die Befunde zusammengetragen und aus der aktuellen Situation heraus wird gemeinsam ein Therapieplan erstellt.

Die Tinnitus-Konferenz mündet in die folgenden Therapiemöglichkeiten:
- Keine Therapie notwendig. Dies betrifft die meisten Betroffenen, die durch die Tinnitus-Beratung und psychologische Beratung so viel Informationen und Tipps erhalten haben, dass sie zurechtkommen werden.

Deutschsprachiges Behandlungskonzept Tinnitus für Patienten mit Tinnitus nach abgeschlossener Erstbehandlung entsprechend den aktuellen Leitlinien.

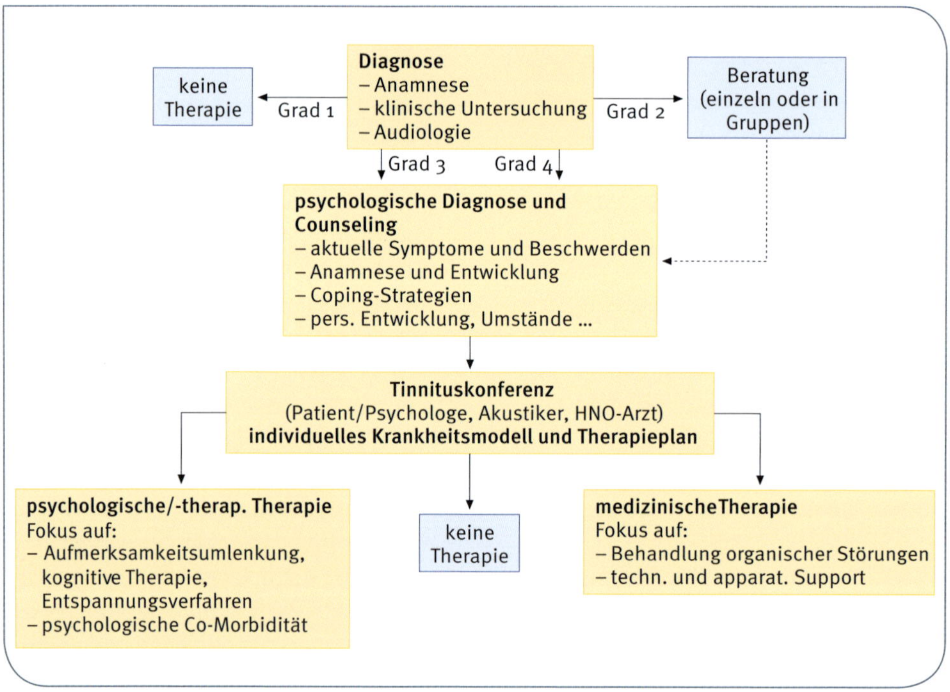

- Ergänzung durch eine medizinische Therapie entsprechend der professionellen medizinischen Diagnostik, z. B. medikamentöse, akustische, physiotherapeutische, ganzheitliche Therapiemaßnahmen (Seite 103).
- Ein psychologisch geführtes Habituationstraining. Hierfür gibt es im deutschsprachigen Raum drei wissenschaftlich untersuchte und positiv bewertete Verfahren: das von Goebel/Kröner-Herwig, das von Delb/D'Amelio und von Weise et al (siehe Literatur im Serviceteil, Seite 184). Grundlagen dieser Verfahren sind Informationen über Tinnitus sowie sein Einfluss auf unsere Gedanken und die Umstrukturierung dieser Gedanken und der damit verknüpften Verhaltensweisen.
- Eine spezifische Psychotherapie, z. B. bei Angst oder Depression oder u. U. kombiniert mit Psychopharmaka.
- Vermittlung und Zusammenarbeit mit einer örtlichen Tinnitus-Selbsthilfegruppe. Über ca. ein Jahr erfolgt eine etwa monatliche Besprechung des Erfolges (hinsichtlich der Belästigung durch das Ohrgeräusch) und des weiteren individuellen Verlaufs.

Stationäre Tinnitus-Therapie

In den letzten Jahren sind immer mehr Tinnitus-Kliniken entstanden. Dort werden Betroffene behandelt, die unter einem chronischen Ohrgeräusch leiden. Ein Klinikaufenthalt zur Behandlung eines Tinnitus ist dann sinnvoll, wenn der Patient mit dem Ohrgeräusch nicht mehr leben kann und die normale soziale Entwicklung und das Berufsleben gefährdet sind. Die Kliniken unterscheiden sich im therapeutischen Ansatz: Einige folgen dem psychosomatischen Therapieansatz und verhelfen den Betroffenen zu einer Tinnitus-Bewältigung. Bevor der Betroffene in eine solche Klinik eingewiesen wird, müssen Diagnostik und Akuttherapie abgeschlossen sein. Der Patient darf nicht erwarten, dass in einer solchen Klinik Maßnahmen ergriffen werden, die das Ohrgeräusch leiser werden lassen oder gar zum Verschwinden bringen. Vielmehr lernt der Patient, den Problemkreis Tinnitus einschließlich der psychischen Störungen zu bewältigen. Ein Klinikaufenthalt ist deshalb sinnvoll, weil parallel etliche Therapieansätze angewandt werden können, die gemeinsam eine breitere Wirkung erzielen. Zu den psychologischen Therapien gehören körpertherapeutische Verfahren, die in Einzel- und Gruppentherapie durchgeführt werden. Die Gruppentherapie ermöglicht das Miterleben persönlicher Probleme anderer Menschen mit Tinnitus, das Sich-Öffnen und den Austausch individueller Verarbeitungs- und Kompensationsmaßnahmen. Problematisch an solchen Kliniken ist das Aufeinandertreffen von Personen mit äußerst unterschiedlichen und teilweise auch sehr schweren Störungen.

Die zweite Art von Tinnitus-Kliniken hat als Ziel, Entspannung und Abstand vom Alltag zu vermitteln, also eher eine »Erholungskur«. Ein Versprechen, den Tinnitus »wegbehandeln« zu können, wäre hier genauso unehrlich. Die Entscheidung, ob ein Patient eine solche Klinik aufsuchen soll, hängt von zwei Faktoren ab:

- von der jeweiligen Belastung durch den Tinnitus und der psychischen Kompensation: Wenn bereits Störungen auf seelischem oder sozialem Gebiet abzusehen oder vorhanden sind, sollte unbedingt eine Klinik mit psychosomatischem Therapieansatz gewählt werden. Steht der Wunsch nach einer Erholung im Sinne einer Kur im Vordergrund, kann eine Klinik mit einem auch in anderer Hinsicht breit gefächerten Therapieangebot sinnvoll sein;
- vom finanziellen Aspekt: Letztlich ist die Entscheidung bei der Auswahl der Klinik vom finanziellen Aufwand abhängig, denn die Kosten für diese Tinnitus-Kliniken sind häufig selbst zu tragen.

Tinnitus-Kliniken

Die Deutsche Tinnitus-Liga prüft ständig die Qualität der Tinnitus-Kliniken, erarbeitet mit ihnen neue Therapien und gibt Auskunft, bei welchen Kliniken Betroffene gut aufgehoben sind.

Methoden zur gezielten Beeinflussung des Gehirns

Da man zwischenzeitlich erkannt hat, dass Neuronenaktivität im Gehirn für den Tinnitus verantwortlich ist, wird versucht, gezielte therapeutische Ansätze zu entwickeln. Es wäre einfach gewesen, wenn man ein ganz bestimmtes »Tinnitus-Nest« im Gehirn hätte lokalisieren können, welches man gezielt, wenn möglich sogar operativ, beseitigen könnte. Aber Implantationen von Elektroden im Gehirn bewiesen das Gegenteil: Das Netzwerk des Tinnitus durchzieht das gesamte Gehirn und kann nicht auf einen Punkt reduziert werden, auch wenn dieses manche Untersuchungsmethoden, wie z.B. die funktionelle Kernspintomografie, suggerieren. Diese Aufnahmen zeigen vermehrte Aktivität in bestimmten Regionen des Gehirns und man vermutet, dass diese Aktivitäten ein fotografischer Ausdruck des lästigen Ohrgeräuschs sind. Heute ist den ForscherInnen klar, dass dabei nur Ausschnitte des Tinnitus-Netzwerkes zu sehen sind. Dennoch, es kann sich nicht jeder verstecken!

Magnetstimulation Die Magnetstimulation versucht auf ungefährlichem Wege die scheinbar Tinnitus-aktiven Nervenzellen zu beeinflussen. Dies wird derzeit in verschiedenen Forschungszentren untersucht. Bei der Methode wird dem Patienten ein definiertes Magnetfeld über dem Kopf über derjenigen Gehirnregion appliziert, die zuvor in der funktionellen Kernspintomografie eine erhöhte neuronale Aktivität zeigte. Die vorläufigen Ergebnisse aus den laufenden Studien erlauben noch nicht, diese Methode klinisch einzusetzen. Da es sich auch hier um eine punktuelle Behandlung des Gehirns handelt, sollte man nicht zu euphorisch sein.

Neurobiofeedback Wesentlich komplexer und auch vielversprechender scheint eine Methode zu sein, die die ganze Aufmerksamkeit des übenden Tinnitus-Betroffenen fordert: das Neurobiofeedback. Bei dieser Methode spielen die Hirnströme eine entscheidende Rolle. Sie werden bei den Patienten am Gehirn abgeleitet und mittels komplizierter Berechnungen wird in diesen Hirnströmen nach Veränderungen gesucht, die dem Tinnitus entsprechen. Der Proband lernt nun, diese »Tinnitus-Ströme« zu beeinflussen und zu verändern. Dies bedeutet echtes Training und Ablenkung seiner Gedanken von dem Tinnitus. Ein aufwändiges, aber vielversprechendes Verfahren, aus dem sich möglicherweise ein »Gehirnjogging« gegen Tinnitus entwickeln lässt.

Die positive Wirkung des Neurofeedbacks bei Tinnitus ist mittlerweile mehrfach international wissenschaftlich belegt worden. Das bedeutet, dass ein so positiv bewertetes Verfahren an der Schwelle zur Anwendung in Klinik und Praxis steht. Die elektronischen Geräte hierfür sind erschwinglich geworden, d. h., eine technisch solide Ausrüstung ist für vier- bis zehntausend Euro erhältlich. Voraussetzung für die Anwendung ist jedoch ein gut geschultes Personal. Aktuell wird das Neurofeedback den Patienten in einigen Tinnitus-Kliniken während ihres stationären Aufenthaltes angeboten. Im ambulanten Bereich gibt es bisher wenige Praxen, die das Neurofeedback anbieten. Eine Bezahlung durch die Krankenkassen im ambulanten Bereich ist vorerst nicht zu erwarten. Abrechnungsmöglichkeiten bestehen nur für Privatversicherte. Der technische Fortschritt auf dem Gebiet der Computerwissenschaften und der Softwareentwicklung wird vielleicht die Anwendung eines Neurofeedbacks auch zu Hause auf dem PC ermöglichen. Bereits jetzt existieren Trainingsprogramme für Sportler zur Verbesserung ihrer Leistungen und für Schüler zur Steigerung ihrer Lernfähigkeit, die zu Hause angewendet werden können. Es ist sicher nur eine Frage der Zeit, wann eine App zur Anwendung des Neurofeedbacks für Tinnitus-Betroffene entwickelt wird. Erfragen Sie den Stand der Dinge bei der Tinnitus-Liga.

2. Der medikamentöse Therapieansatz

Es gibt noch kein Medikament, das spezifisch gegen Tinnitus wirkt. Die heute eingesetzten Medikamente können die Tinnitus-Therapie lediglich unterstützen.

Der langjährige Glaube an die Durchblutungsstörung als Ursache von Tinnitus ist aufgrund wissenschaftlicher Belege heute nicht mehr anerkannt, und die Krankenkassen bezahlen keine durchblutungsfördernden Infusionen oder Tabletten mehr.

Die Physiologie des Innenohres und der gesamten Hörbahn mit allen Schaltstellen ist recht genau erforscht. Es gibt eine Vielzahl von Theorien darüber, wie und an welchen Stellen dieses komplexen Systems Tinnitus entstehen kann. Dennoch sind daraus noch keine greifbaren Medikamente entstanden, obwohl die Pharmaindustrie mit großem finanziellem Aufwand daran forscht. Eine solche Forschung ist sehr kosten- und zeitintensiv. Manche Firmen versuchen, bereits für andere Krankheitsbilder existierende Medikamente bei Tinnitus einzusetzen, da das Wirkprinzip des Medikamentes theoretisch bei bestimmten Tinnitus-Formen helfen könnte.

Neue Medikamente Andere Firmen versuchen, ganz neue Medikamente zu kreieren. Dies ist noch ein langer Weg, denn von der Entwicklung eines Medikamentes bis zur Anwendung vergehen mindestens 12–15 Jahre. Die getesteten Medikamente müssen zunächst im Tierversuch geprüft werden und dies ist für Tinnitus schon die erste Hürde: Es gibt kein Tier, das uns über seinen Tinnitus berichten kann. Nur über aufwändige Versuche mit »dressierten Ratten« gelingt es, über das Verhalten der kleinen Tiere festzustellen, ob sie Tinnitus haben oder nicht. Ist diese

Hürde genommen und sind keine gefährlichen Nebenwirkungen zu erwarten, kann an die Anwendung beim Menschen gedacht werden. Anschließend muss das neue Medikament hinsichtlich der Dosierung und Nebenwirkungen getestet werden. Die eigentliche Wirkung muss sich gegen den sogenannten Placeboeffekt bewähren, der bei Tinnitus 35–70 Prozent betragen kann. Dies zeigt sich in allen seriösen Studien.

Medikamente direkt ins Ohr

Ein völlig anderer, Erfolg versprechender Therapieansatz besteht in der Gabe von Medikamenten durch eine Punktion des Trommelfelles in das Mittelohr. Von dort gelangt der Wirkstoff über das runde Fenster der Hörschnecke in das Innenohr. Diese lokale Anwendung hat natürlich den Vorteil, dass nicht der gesamte Körper mit dem Medikament belastet wird. Deshalb zeigen die Studien keine Nebenwirkungen im ganzen Körper und nur geringe am behandelten Ohr. Derzeit werden einige Wirkstoffe für diese Maßnahme entwickelt und erforscht.

Lokale Injektion in das Mittelohr

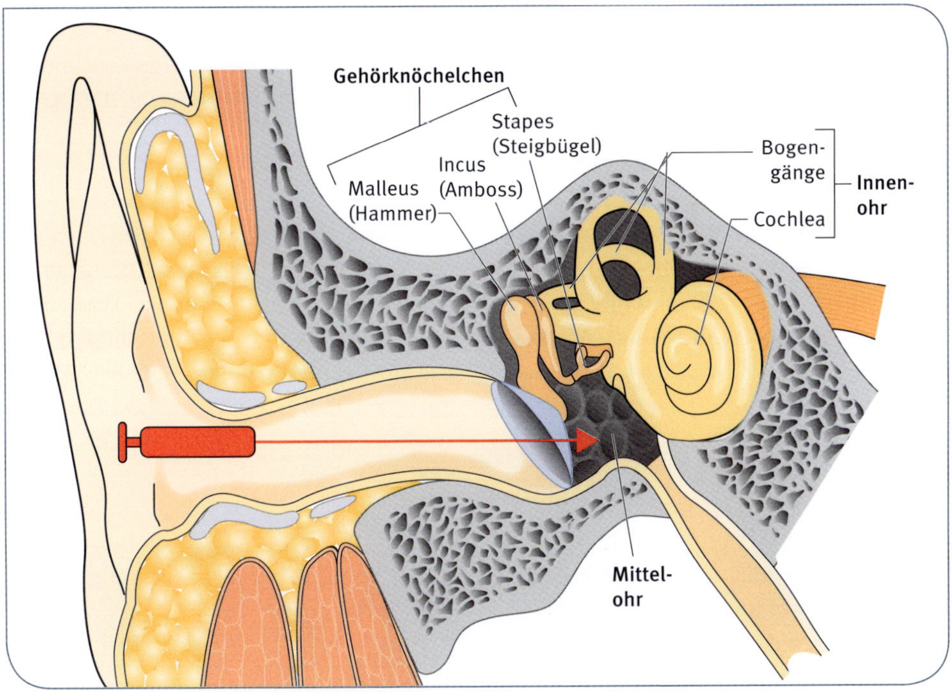

Die lokale Applikation von Kortison ins Mittelohr hat sich zur Behandlung des Tinnitus und des Hörsturzes in den letzten Jahren als primäre und ergänzende Maßnahme etabliert. Sie wird in vielen HNO-Praxen angewandt.

Welche Medikamente gibt es?

Das Lokalanästhetikum (Mittel zur örtlichen Betäubung) Lidocain ist in der Lage, in ca. 60 Prozent aller Tinnitus-Fälle den Tinnitus für einige Minuten völlig abzuschalten. Der Wirkstoff ist praktisch nur effektiv, wenn er in die Vene gespritzt wird. In Tablettenform ist er nicht wirksam. Leider lässt die Wirkung auch bei einer Dauertropfinfusion mit der Zeit nach. Deshalb konnte sich aus dieser Substanz bislang noch keine Tinnitus-Therapie entwickeln. Das Lidocain sagt uns nur: Es ist möglich, bestimmte Tinnitus-Arten gezielt medikamentös zu behandeln und die weitere Forschung hat vielleicht Erfolg; aber derzeit gibt es kein einziges spezifisches Tinnitusmedikament!

Auch hier gilt das »Mosaikprinzip«: Findet man beim Betroffenen eine begleitende funktionelle Störung oder Krankheit, so kann diese mit dafür speziell zugelassenen Medikamenten behandelt werden und Arzt und Patient müssen abwarten, ob sich daraus auch eine Besserung des Tinnitus ergibt.

Placebowirkung Schon der Gang zum Arzt lindert das Symptom, da Betroffene dadurch bereits einen Teil ihrer Sorgen abgeben können. Es gibt mittlerweile eine ausgeprägte Placeboforschung, und bei Tinnitus ist der Erfolg eines Medikamentes zu 35–70 Prozent auf die Placebowirkung zurückzuführen. Dies bedeutet, dass nicht das Medikament selbst wirkt, sondern die mit der Tabletteneinnahme verbundenen positiven Vorstellungen. Blockierende Ängste sind weg, und damit ist der Weg für die Entfaltung von Selbstheilungskräften frei. Jedes neue »Tinnitus-Medikament« muss sich an dieser Placebowirkung messen und dies wird bei Studien sehr genau untersucht. Die Placebowirkung ist also nicht negativ zu bewerten, sondern der Glaube an ein Medikament und das Vertrauen in den behandelnden Arzt verbessern die Therapiewirkung erheblich.

Seien Sie deshalb kritisch, geben Sie nicht Geld für fragwürdige Medikamente aus, die Ihnen in der Werbung Wirkung gegen Tinnitus versprechen, und suchen Sie Therapeuten, denen Sie sich ganz und gar anvertrauen können. Hilfe bei dieser Suche erhalten Sie auch von der Deutschen Tinnitus-Liga (Adresse siehe Service, Seite 184).

Bindung des Sauerstoffs an Hämoglobin

Sauerstoff wird im Blut hauptsächlich von den roten Blutkörperchen transportiert, an die der Sauerstoff in der Lunge mithilfe des roten Blutfarbstoffs, des Hämoglobins, angekoppelt wird. Die Blutkörperchen gelangen mit dem Blutstrom ins Gewebe. Dort wird der Sauerstoff je nach Bedarf vom Hämoglobin wieder abgekoppelt. Beim gesunden Menschen werden durch die normale Lungenatmung alle Blutkörperchen mit Sauerstoff gesättigt, sodass unter normalen Bedingungen kein Sauerstoff zusätzlich aufgenommen werden kann. Die Sauerstoffaufnahme kann lediglich dadurch reguliert werden, dass der Körper mehr roten Blutfarbstoff und rote Blutkörperchen bildet, die dann insgesamt mehr Sauerstoff aufnehmen können. Dies tritt beispielsweise ein, wenn sich der Mensch in großen Höhen aufhält.

Physikalische Sauerstoffanreicherung

Das zweite Prinzip des Sauerstofftransports ist die physikalische Lösung des Sauerstoffs im Blut. Ähnlich wie die Lösung der gasförmigen Kohlensäure im Mineralwasser löst sich ein kleiner Teil des Sauerstoffes auch physikalisch im Blut. Der Anteil des physikalisch gelösten Sauerstoffs ist abhängig vom Außendruck und kann unter höherem Umgebungsdruck gesteigert werden.

Sonderform: Sauerstoff als Medikament

Insgesamt ist es etwas ruhiger geworden um die Anwendung der hyperbaren Sauerstofftherapie bei Tinnitus. Im Zuge der seriösen wissenschaftlichen Auseinandersetzung mit dem Thema Tinnitus zeigte sich auch hier, dass nicht jeder Tinnitus, sondern nur bestimmte Tinnitus-Formen mit der hyperbaren Sauerstofftherapie zu behandeln sind: alle Tinnitus-Formen, die im Zusammenhang mit einem Sauerstoffdefizit entstanden sind, also nach einem Hörsturz und nach Entzündungen sowie alle Tinnitus-Formen, die durch akustische Schädigung wie Knalltrauma, Explosion und plötzlichem Lärmereignis entstanden sind.

Während sich die gesetzlichen Krankenkassen noch schwertun, auch diese speziellen Indikationen anzuerkennen, bezahlen die Berufsgenossenschaften eine Behandlung in der Druckkammer, wenn beispielsweise ein Lärmtrauma während der Berufsausübung geschah. Dies ist zumindest in Deutschland der Fall.

Wenn dann die Druckkammer bald nach dem Ohrunfall eingesetzt wird, sind die Ergebnisse nachweislich hervorragend und deutlich besser als z. B. bei einer alleinigen Kortisonbehandlung.

So wirkt die Druckkammer: In der Kammer wird der Patient unter erhöhten Umgebungsdruck gebracht und atmet dort reinen Sauerstoff unter exakt vorgeschriebenen Bedingungen ein. Dadurch reichert sich Sauerstoff im Innenohr und im Gewebe an. Tierexperimentelle Untersuchungen von Frau Lamm an der Technischen Universität München ergaben einen um 400 Prozent erhöhten Sauerstoffanteil im Innenohr. Somit stellt die hyperbare Sauerstofftherapie (HBO, O für Oxygen [engl.] = Sauerstoff) das einzige Verfahren dar, das aufgrund physikalischer Vorgänge und Gesetze mit Sicherheit den Sauerstoffgehalt im Körpergewebe erhöht.

Beim Verband Deutscher Druckkammerzentren (VDD; Adressen siehe Service, Seite 186) erhalten Sie Informationen über entsprechende Behandlungsmöglichkeiten in Ihrer Nähe. Sie können sicher sein, dass in den dort genannten Zentren der notwendige Qualitätsstandard und eine HNO-ärztliche Betreuung gewährleistet ist.

Samuel

Akuter Tinnitus

›› *Mit einem extrem lauten Knall rechts neben mir platzte der Pressluftschlauch. Sofort verspürte ich ein «veschlagenes« rechtes Ohr, verknüpft mit Rauschen. Das Rauschen war mit verzerrtem Hören verbunden, so als kämen alle Geräusche von viel weiter weg. Mein Telefon diente mir für einen kleinen Hörtest: Ich achtete auf den Rufton und stellte fest, dass ich am rauschenden Ohr deutlich weniger hörte. Unser Betriebsarzt schickte mich sofort zu einen HNO-Arzt, der mich noch am gleichen Tag und an den darauffolgenden Tagen mit Kortison behandelte. Darunter verbesserte sich das Hörvermögen, aber das Geräusch, inzwischen zum Piepston verändert, blieb in unverminderter Lautstärke bestehen.*

Nun wurde mir eine Therapie in der Sauerstoffdruckkammer empfohlen. Meine Berufsgenossenschaft gab grünes Licht für die Kostenübernahme. Daraufhin wurde die Therapie an einem Druckkammerzentrum begonnen. Am Anfang spürte ich bei der Druckerhöhung leichte Schmerzen im Ohr. Vorübergehend wurde sogar das Ohrgeräusch mit den Schmerzen etwas lauter. Da diese Probleme mit dem Druckausgleich auch beim zweiten Mal auftraten, nahm der zuständige HNO-Arzt einen kleinen Trommelfellschnitt (Parazentese) vor, danach vertrug ich die Druckerhöhung und den Druckausgleich gut.

Nach weiteren vier Behandlungen war das Ohrgeräusch nach der Druckkammerbehandlung und in der Nacht völlig verschwunden, auch das Hörvermögen hatte sich weiterhin verbessert. Am Ende der 10 Behandlungen war das Ohrgeräusch ganz leise und verschwand schließlich in der Woche nach Abschluss der Therapie völlig. Auch das Loch im Trommelfell war zu diesem Zeitpunkt abgeheilt.«

Kommentar

Insbesondere nach einem solchen Knalltrauma bietet die hyperbare Sauerstofftherapie noch eine große Chance, das Krankheitsbild zu heilen. Nach vorausgegangener Kortisonbehandlung übernehmen die Berufsgenossenschaften die Behandlungskosten. ‹‹

3. Der akustische Therapieansatz

Dieser Therapieansatz umfasst die systematische Stimulation der Hörbahn und des Gehirns mit akustisch arbeitenden Geräten wie Implantaten oder Maskern.

Wir haben nach der Geburt unsere Hörbahn entwickelt und die Sinneszellen des Innenohres haben ihre entsprechende Verknüpfung mit den akustischen Neuronen im Gehirn aufgebaut. So ist gewissermaßen jeder Ton, der im Innenohr kodiert wird, mit »seinen« Nervenzellen im Gehirn fest verknüpft. Bei einer Schwerhörigkeit sind die Sinneszellen im Innenohr ausgefallen und können die entsprechenden Neurone im Gehirn nicht mehr mit Informationen versorgen. Letztere werden also »arbeitslos«, und aus ihrer Langeweile heraus produzieren sie ungeordnete Signale: den Tinnitus!

Diese Ursache des Tinnitus ist mittlerweile gut erforscht, und daraus erwächst das therapeutische Ziel, die Hörneurone im Gehirn wieder mit geordneten akustischen Informationen zu versorgen, d. h., die Innenohrfunktion zu unterstützen bzw. zu ersetzen. Deshalb ist die Diskussion um den Einsatz von Hörgeräten bei Tinnitus und Schwerhörigkeit so wichtig. Voraussetzung für die Entscheidung, ob ein Hörgerät sinnvoll ist, sind die Ergebnisse der Hörkurve und der Tinnitus-Bestimmung durch den HNO-Arzt. Es geht dabei nicht unbedingt um ein besseres Verstehen der Sprache, sondern Arzt und Akustiker müssen bei einem Betroffenen mit Tinnitus und Schwerhörigkeit versuchen, die dem Innenohr fehlenden Frequenzen zu ersetzen. Dazu wird das Hörgerät in diesem Frequenzbereich gezielt programmiert. Am häufigsten findet man bei einem sehr hochfrequenten Tinnitus auch eine Schwerhörigkeit im Hochtonbereich. Das erste Anzeichen einer solchen Schwerhörigkeit für den Betroffenen ist, dass er in Gesellschaft, also z. B. bei einer Party oder im Gasthaus, die Stimme seines Gesprächspartners nicht mehr so gut aus dieser Lärmumgebung herausfiltern kann.

Leider lässt die Hörgeräteindustrie uns ÄrztInnen und Sie als Betroffene in vielen Fällen im Stich: Auch die heutigen Geräte mit modernster Elektronik sind aufgrund der Miniaturisierung des Lautsprechers nicht in der Lage, ganz hohe Frequenzen ausreichend zu verstärken. Viele, auch die teuersten Geräte verstärken zwar bis 10 000 Hz, doch die Kraft der Verstärkung lässt bereits ab 5000 Hz zu den hohen Frequenzen hin deutlich zu wünschen übrig.

Eine gute bis sehr gute Verstärkung im Hochtonbereich bieten nur die implantierbaren Hörgeräte. Jedoch sind die Kassen noch nicht bereit, diese Geräte in vollem Umfang zu bezahlen – nur bei bestimmten Indikationen, wie z. B. bei chronischem Ekzem des Gehörgangs oder bei fehlender Schallübertragung infolge eines Verlustes der Gehörknöchelchen. Bei ganz ausgeprägter Schwerhörigkeit und Ertaubung des Ohres ist letztendlich der Einsatz eines Cochlea-Implantats sinnvoll, also die Verstärkung der Hörschnecke durch eine Elektrode, die nach Aktivierung die Weiterleitung der Töne von außen an den Hörnerv und damit weiter ans Gehirn gewährleistet. In vielen Fällen gelingt es damit, nicht nur den Patienten ein neues Hören zu verschaffen, sondern auch den Tinnitus zu besänftigen. Manchmal ist er auch weg!

Schwerhörigkeit und Demenz

Besonders mit zunehmendem Alter muss eine Schwerhörigkeit ausgeglichen werden. Dadurch bleiben die geistigen Fähigkeiten erhalten und eine Demenz kann verhindert werden.

Hörgeräteanpassung: Warum – wann – wie?

Das Ansehen von Hörgeräten ist viel schlechter als das der Brille. Nicht nur »die Anderen« sehen das so, sondern auch der Betroffene selbst. Während es kaum jemanden stört, wenn er eine gute Brille verordnet bekommt, stößt die Verordnung eines Hörgerätes zunächst auf Befremden und gelegentlich sogar auf Ablehnung. Diese Einstellung ist zum großen Teil unbegründet, denn das Hörgerät wird dem Patienten eine so große Hilfe werden, dass er es nach einer Eingewöhnungszeit gerne tragen wird. Die heutigen technischen Möglichkeiten bieten für die unterschiedlichsten Hörstörungen geeignete Lösungen. Die technischen Bausteine können dank der Mikrotechnik in sehr kleinen Hörgeräten untergebracht werden. Der ästhetische Aspekt ist von untergeordneter Bedeutung, denn ein Hörgerät ist im Gegensatz zur Brille fast unsichtbar.

Bei der Funktion verhält es sich mit dem Hörgerät leider nicht so wie mit der Brille, die man nur aufsetzen muss, um besser zu sehen. Beim Hörgerät ist immer ein Gewöhnungs- und Übungsprozess notwendig, um dem Gehirn zu ermöglichen, sich auf die Hörhilfe einzustellen. Wartet man zu lange mit der Anpassung eines Hörgerätes, so hat das Gehirn die Sinneseindrücke für das richtige Hören vergessen. Die Hörgeräteanpassung wird dann für den Patienten schwieriger, der Hörgewinn schlechter. Aus diesem Grund gibt es heute klare Richtlinien, ab welchem Grad der Schwerhörigkeit der HNO-Arzt ein Hörgerät verordnen darf und soll. Dann liegt es am Hörgeräteakustiker, das richtige Hören mit den elektrischen Hilfsmitteln zu ermöglichen. Hier gibt es große Unterschiede und die Betroffenen sind aufgerufen, den Hörgeräteakustiker ihres Vertrauens zu suchen. Lassen Sie sich Zeit bei der Probeanpassung und achten Sie darauf, dass auch kostengünstige Geräte optimal programmiert zur Probeanwendung ausgewählt werden und nicht sofort zu den hochpreisigen Geräten gegriffen wird.

Die Soundbridge®

Ein konventionelles Hörgerät hat für den Betroffenen zwei oft bemängelte Eigenschaften: Der Gehörgang wird verschlossen, und die Frequenzübertragung, vor allem der wichtigen hohen Töne, lässt zu wünschen übrig.

Schon lange wurde deshalb versucht, Hörhilfen eleganter direkt an die Gehörknöchelchen im Mittelohr anzukoppeln, ohne »Lautsprecher«. Dies ist mit dem teilimplantierbaren Gerät, der sogenannten Soundbridge® (Kontakt siehe Service, Seite 187), gelungen.

Dieses Gerät ist seit Ende der 90er Jahre mit großem Erfolg weltweit eingesetzt worden. Seine Vorzüge liegen vornehmlich im besseren Tragekomfort, aber auch in der akustischen Qualität. Die Patienten beschreiben ein viel klareres Hören als mit konventionellen Hörgeräten. Dieser positive Effekt ist sicherlich auf die Verstärkung der hohen Töne bis 8000 Hz zurückzuführen. Eine besondere Bedeutung hat dieses Gerät dadurch erlangt, dass es mit seinem kleinen aktiven Verstärker auch im Mittelohr implantiert werden kann und dort sämtliche Gehörknöchelchen ersetzbar sind. Alle Menschen, die ihr Gehör aufgrund zerstörter Gehörknöchelchen verloren haben, können nun mit diesem Gerät vollständig rehabilitiert werden. Von einer erfahrenen Hand ausgeführt, ist die Implantation des Geräts nicht mehr als eine »normale« Mittelohr-

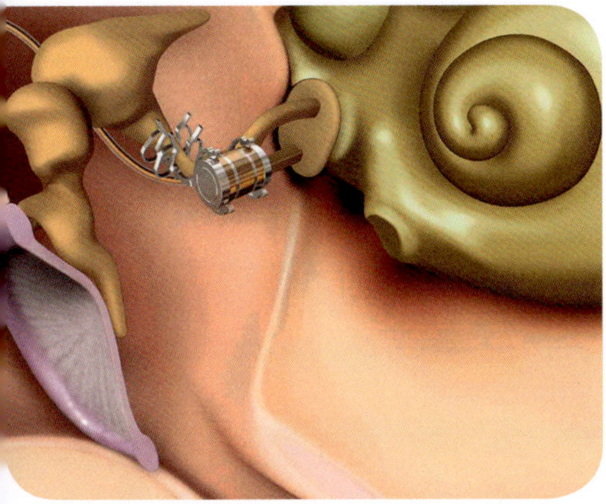

▲ Während bei der bisherigen Anwendung das Implantat an die Gehörknöchelchen angekoppelt wird, ...

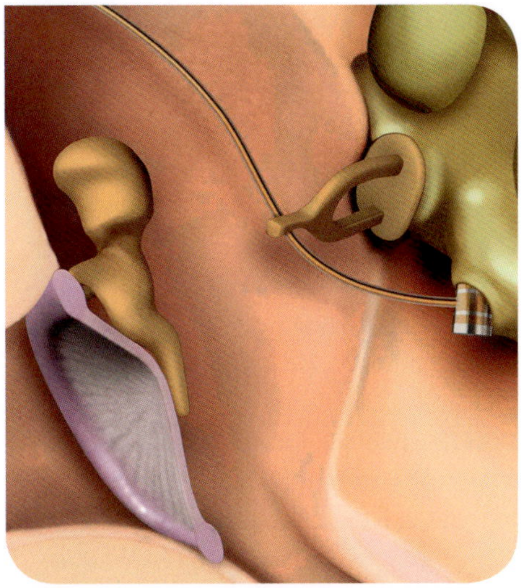

▲ ... kann es nun auch in speziellen Fällen mit direktem Kontakt zur Hörschnecke in das sogenannte Runde Fenster implantiert werden.

operation. Die spätere Programmierung der Geräte ist unkompliziert und kann vom speziell ausgebildeten Hörgeräteakustiker vorgenommen werden.

Bei Tinnitus kommt eine Besonderheit ins Spiel: Weil die Geräte nicht über ein Lautsprechersystem verfügen, sondern direkt die Gehörknöchelchen bzw. das Innenohr mit Frequenzen bis 8000 Hz anregen, werden bestimmte Tinnitus-Arten von dem Gerät unterdrückt! Dies zeigte sich in einer Studie, die mit diesen Geräten 2007–2009 durchgeführt wurde. Hier ergab sich, dass Patienten mit Residualer Inhibition des Tinnitus besonders gut darauf reagierten. Bei diesen Patienten besteht die Chance, den Tinnitus mit Hilfe der Soundbridge® völlig zum Verschwinden zu bringen, was im Parallelversuch mit den besten Hörgeräten nicht der Fall war. Diese Studie ist Grundlage für weitere Forschung auf dem Gebiet der implantierbaren Hörgeräte und zeigt außerdem, dass es vermutlich einen speziellen kochleären Tinnitus-Typ gibt, der mit solchen Geräten sogar zum Verschwinden zu bringen ist. Die praktische Erfahrung der mit diesen Geräten versorgten Patienten zeigt, dass die akustischen Eigenschaften hervorragend sind. Bei richtiger Indikationsstellung, die sich aus der Hörkurve des Patienten ergibt, ist eine deutliche Qualitätsverbesserung im Vergleich zur herkömmlichen Versorgung festzustellen.

Das so bewährte Implantat kann anstatt an die Gehörknöchelchen auch direkt an die Hörschnecke in der Gegend des Fensters angekoppelt werden. Diese direkte Ankoppelung ermöglicht eine noch präzisere und intensivere Übertragung des Gehörten auf das Innenohr. Damit sind dann auch schwierigere Fälle mit Innenohrhörstörung und Tinnitus in hervorragender Weise behandelbar.

Funktionsweise: Ein hinter dem Ohr implantierbarer Empfänger leitet elektromagnetische Schwingungen an einen am Gehörknöchelchen befestigten Verstärker und überträgt damit den Schall. Der äußere Teil des Systems hält magnetisch über dem Empfänger und enthält neben einem Computersystem die Batterie und das Mikrofon. Der Gehörgang bleibt offen, und der Schall wird durch elektromagnetische Schwingungen übertragen, was eine Verstärkung auch der hohen Frequenzen ermöglicht.

Das Cochlea-Implant (CI)

Bei hochgradig schwerhörigen Patienten oder auch bei ganz ertaubtem Ohr kann man heute eine Elektrode in das Innenohr implantieren. Mithilfe dieser Elektrode ist es möglich, die Hörnerven direkt zu reizen, sodass die Patienten wieder hören können. Im Idealfall kann die Hörfähigkeit sogar so weit wiederhergestellt werden, dass die Patienten mit diesen Geräten telefonieren können!

Manche dieser hochgradig schwerhörigen Patienten leiden auch unter einem extrem lauten Ohrgeräusch. Die mit dem Gerät versorgten Patienten berichten sehr häufig, dass durch die Implantation und das wiederhergestellte Hören auch der Tinnitus kein Problem mehr darstellt. Bei geeigneter Indikation sollte deshalb frühzeitig an ein Cochlea-Implant gedacht werden.

Über die akustische Stimulation

Noch einmal: Alle Fachleute sind sich darüber einig, dass sich das Tinnitus-Geschehen im Gehirn abspielt. Die damit verbundenen »Arbeiten« werden von den Nervenzellen, den Neuronen und ihren Synapsen, durchgeführt. In der Bewältigungstherapie lernen wir, diese Nervenzellen mit anderen Dingen zu beschäftigen bzw. Tinnitus-fördernde synaptische Verbindungen anders zu gestalten. Da diese Neurone primär für die Verarbeitung von akustischen Signalen programmiert sind, versuchen die Wissenschaftler, dieser Natur entsprechend über akustische Reize und Signale hier

Hörgerät frühzeitig anschaffen

Prinzipiell gilt: Je eher ein Hörgerät angeschafft wird, desto besser. Scheuen Sie sich nicht vor diesem wichtigen und hilfreichen Schritt!

wieder Ordnung zu schaffen. Das Prinzip der akustischen Stimulation besteht also darin, ein Geräusch, das sozusagen mit dem eigenen Tinnitus konkurriert, zu benutzen, um vom eigentlichen Ohrgeräusch abzulenken und gleichzeitig die akustischen Neurone im Gehirn mit einer anderen Information als dem Tinnitus zu »beschäftigen«.

Tinnitus tritt meist dann besonders in Erscheinung, wenn andere Geräusche um uns herum still geworden sind, also vor allem am Abend. Dies sind die Momente, in denen der Tinnitus auftrumpfen kann und präsent wird, weil er überhaupt keine akustischen Gegenspieler hat. Im Gegensatz zum Auge, das wir schließen können, um optische Reize zu unterdrücken, können wir unsere Ohren nicht aktiv schließen. Sie sind 24 Stunden am Tag geöffnet. Nur die Verarbeitungsvorgänge im Gehirn sind in der Lage, diejenigen Nervenzellen abzuschalten, die Geräusche weitertransportieren und sie uns bewusst werden lassen. Ein solches Abschalten akustischer Reize gelingt besser, wenn ein zweiter akustischer Reiz in Konkurrenz tritt, auch wenn dieser zweite Reiz viel leiser ist als der erste, also der Tinnitus, den wir gern ausblenden würden.

Die unspezifische akustische Therapie

Diese akustische Ablenkung fällt unter den Begriff »Soundtherapie« und ist unspezifisch, d. h., es wird lediglich die Umgebung des Betroffenen mit »möglichst angenehmen« akustischen Inhalten angereichert. Eine Vielzahl von Hilfsmitteln, die Sie z. B. auch im Shop der Tinnitus-Liga erwerben können, sorgt dafür, dass Sie mit Ihrem Tinnitus nicht allein sind. Die Maßnahmen und Hilfsmittel können z. B. das Einschlafen mit Musik oder das Aufstellen eines Zimmerspringbrunnens sein. Bei Letzterem sollten Sie darauf achten, dass der Motor, der den Springbrunnen betreibt, möglichst leise ist. Das technische Geräusch des Motors bzw. der Pumpe sollte nicht mit dem Naturgeräusch des Wasserplätscherns konkurrieren. Ferner sind Naturgeräusche von einer entsprechenden CD oder auch »akustische Kopfkissen« als Maßnahmen zu nennen.

Den Tinnitus vergessen

Lassen Sie Ihr Gehirn möglichst nie mit dem Tinnitus allein! Um einen Tinnitus vergessen zu lernen, sollten Sie möglichst angenehme, entspannende Geräuschkulissen aktivieren können, wenn sich Ihr Tinnitus in den Vordergrund drängt. Die Tinnitus-Liga hilft Ihnen dabei (Adresse siehe Service, Seite 186).

Residuale Inhibition: Eine Chance für gezielte Soundtherapie!

Bei der Diagnostik haben wir die sogenannte Residuale Inhibition (Seite 72) kennengelernt. Damit wird ein Phänomen bezeichnet, das viele Tinnitus-Betroffene kennen: das Verschwinden eines Ohrgeräusches oder sein Leiserwerden, wenn andere Geräusche vorhanden sind. Hat die Messung der Residualen Inhibition in der Hörkabine dieses Phänomen bestätigt, so sollte unbedingt eine gezielte akustische Stimulation versucht werden! Gerade die Erfahrungen aus der Anwendung von implantierbaren Hörgeräten hat gezeigt, dass dann ein Leiserwerden oder gar Verschwinden des Tinnitus möglich ist. Bei einer Schwerhörigkeit wird die Versorgung mit Hörgeräten besonders wichtig. Für eine gezielte akustische Stimulation eignen sich beispielsweise Musik und Naturgeräusche. Experimentieren Sie z. B. mit der App »Tinnitus help« von Dr. Annette Cramer.

Das »Tinnitusinstrument«

Es beinhaltet ein Hörgerät und verfügt gleichzeitig über ein Modul, das zur eigentlichen Verstärkung ein Rauschen, Töne oder auch entspannende Musik darbieten kann. Es bietet sich für viele Fälle mit Tinnitus und gleichzeitiger Hörminderung an. Mit den modernen technischen Möglichkeiten gibt es hier viele Variationen. Es lohnt sich, zu experimentieren! Sprechen Sie mit dem Akustiker.

Tinnitus-Masker

Zur unspezifischen Stimulation gehören auch die sogenannten Tinnitus-Masker zur Teilmaskierung eines Ohrgeräuschs – auch Noiser oder Rauschgeneratoren genannt. Die Tinnitus-Masker sind kleine, Hörgeräte-ähnliche Apparate, die hinter dem Ohr getragen werden und den Gehörgang nicht beeinträchtigen sollen. Sie erzeugen nur ein leises Rauschen zur akustischen Ablenkung. Wie bei den Hörgeräten auch ist der Frequenzumfang dieses Rauschens limitiert, sodass diese Geräte nicht in jedem Fall nutzbringend sein können. Jeder Kopfhörer bringt dann bessere Qualität. Trotzdem können diese einfachen, aber leider oft zu teuer verkauften Geräte ihren Sinn haben, und ein probeweises Tragen ist durchaus gerechtfertigt, um eine weitere Entscheidung über die Zweckmäßigkeit zu treffen. Deshalb wird von den Krankenkassen und von den Akustikern auch eine 4-wöchige Probephase geduldet, in der Sie kostenlos solche Geräte, verbunden mit der entsprechenden Beratung, ausprobieren dürfen. Nutzen Sie diese Zeit für die intensive Beschäftigung mit den Geräten und begeben Sie sich auch in verschiedene Hörsituationen.

Die richtige Anwendung von Tinnitus-Maskern

Um das normale Hören des Ohres nicht zu beeinträchtigen, darf der Gehörgang nicht durch das Gerät verschlossen sein. Aus diesem Grund bevorzugen viele ein Gerät hinter dem Ohr und verwenden ein möglichst unauffälliges und kleines Ohrpassstück, das den Gehörgang fast vollständig offen lässt. Noch weniger sichtbar ist ein Gerät im Ohr, das in der Ohrmuschel platziert wird. Der Tragekomfort ist mit einem Hinter-dem-Ohr-Gerät allerdings oft besser.

Für das Training mit den Rauschgeräten sind verschiedene Regeln zu beachten, die im Folgenden detailliert besprochen werden sollen. Entsprechend Ihrer Tinnitus-Art entscheidet der HNO-Arzt, ob und wann Sie mit dem Gerätetraining beginnen; möglicherweise vorübergehend in der akuten Phase eines Ohrgeräuschs.

Anpassung und Auswahl Zur Therapie stehen HdO-Geräte (Hinter-dem-Ohr-Geräte) zur Verfügung. Ihre Elektronik ist in einem Gehäuse verankert, das hinter dem Ohr getragen wird. Das therapeutische Rauschen wird durch ein Kunststoffröhrchen an das Ohrpassstück und schließlich in den Gehörgang übertragen. Die Versorgung ist »offen«, d. h., der Gehörgang ist nicht abgeschlossen, damit eine Schallübertragung aus der Umwelt und die Belüftung möglich bleiben. Dies erhöht auch den Tragekomfort.

Die Entscheidung, ob nur ein Ohr (i. d. R. das betroffene Tinnitus-Ohr) oder beide Ohren mit einem Gerät ausgestattet werden sollen, muss der HNO-Arzt in Absprache mit Ihnen als Patient treffen. Sie richtet sich danach, wo der Tinnitus wahrgenommen wird. Wird er nur einseitig gehört, so sollte die betroffene Seite versorgt werden. Bei einem Tinnitus »im Kopf« ist die beidseitige Versorgung vorzuziehen. Bei speziellen Tinnitus-Formen muss das vom Gerät produzierte Rauschen verändert werden können. In solchen Fällen müssen Geräte ausgesucht werden, die technisch eine Variation des Frequenzganges zulassen (zwei- oder mehrkanalige Tinnitus-Masker). Um den größtmöglichen Nutzen zu erzielen, sollten Sie das Gerät tragen, wenn die Umgebung ruhig ist.

Kosten Seit 1995 sind die Tinnitus-Masker – und hierzu zählt man auch die Rauschgeräte – in die Liste der verordnungsfähigen Heil- und Hilfsmittel aufgenommen. Die Kosten für die Geräte und die Anpassung durch den Hörgeräte-Akustiker werden also bis zu einer bestimmten Höhe von den Krankenkassen übernommen. Voraussetzung hierfür ist die Verordnung durch einen HNO-Arzt. Die Preise der Rauschgeräte und der Aufwand für den Akustiker überschreiten in der Regel nicht wesentlich den verordnungsfähigen Satz der Krankenkassen.

Tragedauer Das Gerät soll täglich zwei bis sechs Stunden (anfangs zwei bis drei

Stunden) getragen werden, vorzugsweise, wenn mit wenig Umgebungslärm zu rechnen ist. Die Tragedauer kann über den Tag verteilt werden, also z. B. auf morgens und abends je drei Stunden. Viele Patienten tragen das Gerät aber schon bald länger, weil sie eine positive Wirkung spüren.

Stellen Sie in einem ruhigen Raum das Rauschen etwa so laut ein, dass das Ohrgeräusch und das Rauschen des Gerätes etwa gleich laut sind und sich praktisch vermischen. Vermindern Sie nun die Lautstärke. Die Lautstärke zwischen dem »Mischpunkt« und des leisesten Geräterauschens, die Sie gerade noch wahrnehmen, entspricht der therapeutischen Einstellung.

Nur in Ausnahmen sollte das Geräterauschen lauter eingestellt werden als der Tinnitus, denn bei Überdecken des Ohrgeräusches ist das Abtrainieren der Tinnitus-Wahrnehmung weniger effektiv.

Die richtige Lautstärke

Das Rauschgerät darf weder das Sprachverständnis beeinträchtigen noch das Ohrgeräusch verstärken. Sie werden schon sehr bald selbst spüren, welche Lautstärke für Sie richtig und angenehm ist.

Manche Patienten empfinden ihr Ohrgeräusch nach dem Herausnehmen des Gerätes zunächst als lauter. Das passiert besonders dann, wenn das Rauschen zu laut eingestellt oder die Tragedauer zu lang war. Stellen Sie in einem solchen Fall das Rauschen leiser ein und verkürzen Sie zunächst die Tragedauer.

Belassen Sie die in der Stille eingestellte Lautstärke unverändert über den ganzen Tag. Die Tragezeit können Sie bis zum Einschlafen ausdehnen. Einige Patienten benutzen das Gerät vorzugsweise am Abend und schlafen mit dem Gerät ein. Das ist oftmals sehr hilfreich für Patienten, die aufgrund ihres Ohrgeräusches an Einschlaf- oder Durchschlafproblemen leiden, weil das Rauschen vom inneren Ohrgeräusch ablenkt. Das Training erleichtert bei nächtlichem Erwachen das Wiedereinschlafen, denn das Hörsystem wird darauf geschult, mit dem Rauschen einen Entspannungseffekt zu verbinden (Konditionierung).

Reaktion des Tinnitus Während des Tragens des Rauschgerätes gehen die Präsenz und die Wahrnehmung des eigentlichen Tinnitus zurück. Mit der Zeit erscheint der Tinnitus nicht mehr so laut und im Vordergrund stehend, auch in den Zeiten, in denen das Gerät nicht getragen wird. Sie spüren diesen Trainingseffekt frühestens nach zwei Monaten. Es kann jedoch bis zu ein Jahr dauern, bevor ein eindeutiger Effekt auftritt. Bis dahin sollten Sie das Rauschen des

Hinweise zum Tinnitus-Masker

Anpassung
- Offene Versorgung (der Gehörgang darf nicht verschlossen sein)
- Kein Im-Ohr-Gerät
- Bequemer, aber sicherer Sitz

Anwendung
- Das Rauschen soll »angenehm« sein (variieren Sie eventuell den Frequenzgang des Rauschens). Stellen Sie ein Geräusch ein, das etwas leiser ist als Ihr Tinnitus.
- Tragen Sie das Gerät vorzugsweise abends, eventuell auch beim Einschlafen, prinzipiell immer dann, wenn Sie der Tinnitus stört.
- Überfordern Sie sich nicht, was die Tragedauer angeht; beginnen Sie mit zwei bis drei Stunden.
- Stimmen Sie die Tragedauer mit Ihrer beruflichen und privaten Situation ab.
- Leiden Sie an Schwerhörigkeit, ist die Hörgeräteversorgung vorrangig.

Die Anwendung ohne die richtige Tinnitus-Beratung und Betreuung ist nutzlos.

Gerätes und das Gerät selbst weder als störend noch als zusätzlich belästigend empfinden. Wenn aber doch, sollten Sie den beratenden Arzt aufsuchen. Die bisherigen Ergebnisse der Therapie haben gezeigt, dass der bestmögliche Effekt der Behandlung nach ein bis zwei Jahren erreicht ist.

Der Umgang mit dem Gerät Nach Möglichkeit sollten Sie beim Tragen des Gerätes gar nicht mehr an den Tinnitus denken, sondern bewusst auf das Geräusch des Maskers achten. Auch wenn der Tinnitus mit der Zeit nicht mehr wahrnehmbar ist, sollten Sie die Therapie noch einige Zeit weiterführen, besonders in stiller Umgebung. Variieren Sie deshalb die akustischen Umgebungen.

Manchmal wird der Tinnitus zum Ende des Tragens hin lauter. In diesem Fall muss morgens die Lautstärke leiser eingestellt werden. Sind die Umgebungsgeräusche lauter als das Geräusch des Maskers, sollten Sie das Gerät aus dem Ohr nehmen und abschalten.

Ende der Therapie Die Therapie kann beendet werden, wenn das Ohrgeräusch vom Patienten als unbedeutend empfunden wird, oder – im Idealfall – verschwunden ist. Wenn ein Ohrgeräusch wieder als präsent und störend empfunden wird, kann die Behandlung jederzeit wiederaufgenommen werden.

Ludwig

Managerkrankheit Tinnitus

» *Im Nachhinein war mir klar, dass ich früher oder später einen Tinnitus bekommen musste: Vier Telefone, Genuss von 40 Zigaretten täglich, unruhiger Schlaf, Überforderung durch Termine und das Hetzen von einem Hotel zum anderen waren Stressfaktoren genug. Das Ohrgeräusch kam langsam, aber stetig. Zunächst war es ein leises Rauschen, dessen Ursache ich in einem Heizungsdefekt vermutete. Als ich jedoch dieses Geräusch auch in anderer Umgebung wahrnahm, kam ich darauf, dass es nicht von der Heizung, sondern aus meinem Inneren kam. Der Termindruck gestattete mir einen Arztbesuch zunächst nicht.*

Dies gelang mir erst, als das Rauschen in meinen Ohren lauter wurde. Es gesellte sich ein Ohrdruck dazu. Die jetzt überhandnehmenden Schlafstörungen und das Ohrgeräusch belasteten mich so sehr, dass ich Angst hatte, im Beruf Fehlentscheidungen zu treffen, die für mich existenzbedrohende Folgen haben könnten.

Um keine Fehler bei der Auswahl der Ärzte zu machen, wandte ich mich an die Tinnitus-Liga. Die gab mir eine Liste mit den in Frage kommenden Ärzten. Nachdem ich eingesehen hatte, dass zunächst eine gründliche Diagnostik notwendig war, konnte ich meine Termine so weit organisieren, dass man der Ursache des Ohrgeräusches auf den Grund gehen konnte.

Der HNO-Arzt leitete die Bewältigungstherapie ein. Ich begriff, dass ich mein Ohrgeräusch auch als Stressindikator benutzen kann, das mich warnt, wenn meine geistigen Kräfte zum Erliegen kommen. Im Urlaub setzte ich mich dann mit dem Autogenen Training auseinander und unternahm wieder Waldläufe.

Obwohl ich befürchtet hatte, wegen dieser Maßnahmen zeitliche Abstriche von meinem beruflichen Engagement machen zu müssen, erkannte ich, dass ich körperlich und geistig dynamischer wurde und so nicht nur effizienter, sondern auch stressfreier arbeiten konnte.

Anfangs scheute ich mich davor, ein sichtbares Geräuschgerät zu tragen, denn ich wollte mir schlichtweg keine Blöße geben. So trug ich das Ge-

rät nur, wenn ich im Büro allein war, in den Abendstunden und auch morgens. Das leise Rauschen verknüpfte ich mit dem angenehmen Gedanken, am Meer zu leben. Zunehmend vergaß ich das Ohrgeräusch einfach. Nach einem halben Jahr störte mich das Rauschen kaum noch. Nur in belastenden Situationen wurde es wieder wahrnehmbar. Das Geräuschgerät benutzte ich dann immer seltener.

Heute bin ich weiterhin ein sehr erfolgreicher Manager, der aufgrund seines Ohrgeräusches weiß, wann seine Belastungen zu viel werden. Ich habe durch den Tinnitus gelernt, meine geistigen und körperlichen Kräfte einzuteilen. Das regelmäßige körperliche Training und Entspannungsübungen sind feste Bestandteile meines Berufslebens geworden.«

Die Therapie der Hyperakusis mit dem Rauschgerät

Eine Hyperakusis (stark erhöhte Lärmempfindlichkeit) kann allein bestehen, aber auch von einem Ohrgeräusch begleitet sein. Auch hier gelten die allgemeinen Therapiegrundlagen der Bewältigungstherapie, also die Aufklärung über akustische Prozesse und die psychologische Diagnostik.

Therapie-Ziel bei Hyperakusis ist es, das Hörsystem für den normalen Umgebungslärm unempfindlicher zu machen, wobei in den meisten Fällen auch ein gleichzeitig vorhandenes Ohrgeräusch leiser wird oder ganz verschwindet.

So verwenden Sie die Geräte bei Hyperakusis:

- Bei einer Hyperakusis werden immer beide Ohren mit einem Gerät versorgt.
- Das Rauschgerät sollte möglichst im Gehörgang mit offener Versorgung angepasst werden. Es darf den Gehörgang nicht verschließen. Kein Im-Ohr-Gerät!
- Ein bequemer Sitz ist wichtig. Bei Brillenträgern ist ein Ohrmuschelgerät besser als ein HdO-Gerät.
- Nutzen Sie alle Frequenzen.
- Tragen Sie das Gerät mindestens zwei bis sechs Stunden am Tag, wenn möglich länger. Die Tragedauer hängt von den persönlichen Umständen ab und sollte individuell festgelegt werden. Um das akustische System zu trainieren, sollte die Tragedauer mit der Zeit immer länger werden.
- Stellen Sie zu Therapiebeginn die Lautstärke des Rauschens am Gerät so ein, dass Sie es gerade noch hören. Nehmen Sie diese Einstellung morgens vor und behalten Sie sie unverändert über den Tag bei.

- Nach etwa zwei Wochen soll nach dem morgendlichen Einstellen das Geräusch noch einmal so weit lauter gestellt werden, dass Sie es gerade noch als Differenz zur vorherigen Einstellung wahrnehmen können.
- In monatlichen Abständen wird die Lautstärke weiter erhöht. Dabei darf allerdings die maximale Lautstärke das Sprachverständnis und das soziale Hören nicht beeinträchtigen.
- Die Lärmempfindlichkeit beginnt frühestens nach zwei Monaten abzunehmen. Wenn die Hyperakusis bereits länger besteht und sehr ausgeprägt ist, kann der therapeutische Effekt jedoch bis zu zwölf Monate auf sich warten lassen. Sind Alltagsgeräusche wieder erträglich geworden, besteht kein Grund mehr, die Therapie fortzusetzen.
- Wenn zusätzlich ein sehr lästiges Ohrensausen besteht, möchte der Patient das Rauschen des Gerätes zuweilen gern lauter hören, weil es sein Ohrgeräusch u. U. »beruhigt«. Eine Teilmaskierung des Ohrgeräusches ist in diesen Fällen erlaubt.
- Viele Patienten mit Hyperakusis verwenden zum akustischen »Schutz« ständig einen Gehörschutz wie Gehörschutzkapseln, -watte und Ähnliches. Dieser Gehörschutz sollte mit Beginn der Therapie abgebaut und beiseitegelegt werden, weil er das Gegenteil der Bewältigungstherapie bewirkt und den Prozess der Desensibilisierung verzögert.

Musiktherapie bei Tinnitus

Bei der Musiktherapie geht es nicht nur um »Musikhören«! Hier werden tiefenpsychologische und verhaltenstherapeutische Erkenntnisse und Verfahren sowie das detaillierte Wissen über die Hörphysiologie und Entspannungsverfahren mit Musik kombiniert.

Die spezifische Musiktherapie bei Tinnitus steckt noch in den Kinderschuhen. Zwar gibt es viele TherapeutInnen, die Musik- und Klangtherapien anbieten, eine Tinnitus-spezifische und wissenschaftlich begründete Therapie ist jedoch sehr selten anzutreffen und entsteht auf fundierter wissenschaftlicher Basis erst in den letzten Jahren. In Deutschland haben sich vier Kristallisationspunkte gebildet:

1. die Heidelberger Musiktherapie nach Argstatter (seit 2005)
2. die »Audiokommunikation« nach Valentin
3. die auditive Stimulationstherapie nach Kusatz
4. die Tinnitus-zentrierte Musiktherapie nach Cramer aus München (Buch und zwei CDs: »Tinnitus: wirksame Selbsthilfe mit Musiktherapie«)

Gewöhnlich wird die Therapie in Gruppen, aber auch als Einzeltherapie angeboten – allerdings bisher in wenigen Zentren. Eine gute Musiktherapie kann ein

Geräte zur akustischen Neurostimulation

Mit dem Ziel einer akustischen Neurostimulation wurden in den letzten Jahren einige Geräte und »Therapien« auf den Markt gebracht – und sind auch wieder verschwunden. So gut das theoretische Gedankengebäude auch war, die praktische Anwendung war zu teuer, zu kompliziert oder nur für wenige Tinnitus-Arten geeignet. Es wird auch in Zukunft immer wieder neue Ideen geben, der »Tinnitusmarkt« ist verlockend. Zum Zeitpunkt der Drucklegung des Buches kann keine spezielle Empfehlung gegeben werden. Aktualisieren Sie Ihr Wissen für dieses Thema mit Hilfe der Tinnitusliga!

ganz neues Hörgefühl bewirken und den Tinnitus vergessen lassen.

Dr. Annette Cramer erstellt derzeit unter Mitarbeit der deutschen Tinnitus-Liga die Standards und das Ausbildungsprogramm für Musiktherapeuten zu einer strukturierten Therapie im ambulanten Bereich. Es ist zwar nicht zu erwarten, dass die gesetzlichen Krankenkassen diese Therapie bezahlen werden, dennoch kann sie ein wesentlicher Bestandteil einer Tinnitus-Therapie und deshalb ihr Geld wert sein.

Eine fundierte Musiktherapie ist eng mit den HNO-ärztlich erhobenen Befunden verzahnt, also insbesondere dem Audiogramm und der Verdachtsdiagnose, die dem Tinnitus zugrunde liegt. Die Diagnostik vor einer Musiktherapie berücksichtigt aber mehr als ein normales Audiogramm! Das subjektive Hörempfinden, wie z. B. verschwommenes, dumpfes oder verzerrtes Hören, Hören »wie durch Watte« sowie Stress und psychologische Begleiterkrankungen, wie Angststörungen und Depressionen, müssen ebenfalls vor Beginn einer Musiktherapie erkannt und in die Behandlungsstrategie integriert werden. Die Musikstücke bzw. Töne und Geräusche, die dann zur Therapie ausgesucht werden, orientieren sich neben dem Audiogramm am Frequenzbereich des Tinnitus. Ein wesentliches Ziel der Musiktherapie ist, dass der Betroffene lernt, mit dem Ohrgeräusch zu leben.

Die häufigsten Fragen zu den Hörgeräten

Viele Patienten reagieren auf die Empfehlung eines Hörgeräts zunächst mit Ablehnung und nach der ersten Konfrontation bleiben oft viele Fragen offen. Hier finden Sie Antworten auf häufig gestellte Fragen zum Thema.

Brauche ich zwei Hörgeräte oder nur eins? Bei beidseitiger Schwerhörigkeit sollten auch beide Ohren mit einem Hörgerät versorgt werden. Das zentrale Hörsystem im Gehirn ist von Geburt an auf das Hören mit zwei Ohren angewiesen. Hört ein Ohr normal, so ist dennoch eine Hörgeräteversorgung für das kranke, schlechter hörende Ohr sinnvoll, um einen möglichst normalen Höreindruck und die ungestörte Kommunikation in Gesellschaft zu erreichen.

Wie komme ich zu einem Hörgerät? Der HNO-Arzt stellt einen Verordnungsbogen zur Anpassung eines Hörgerätes aus. Mit diesem Verordnungsbogen gehen Sie zum Hörgeräte-Akustiker, der Sie entsprechend der Art Ihrer Schwerhörigkeit berät, ein Hörgerät aussucht und einstellt. Das ausgesuchte Gerät bekommen Sie kostenlos zum »Ausprobieren« mit nach Hause.

Warum muss ich das Gerät zur Probe tragen? Auch die besten Messgeräte können nicht vollständig nachempfinden, wie Sie mit dem Hörgerät hören werden. Dazu kommt, dass sich das Gehirn durch Training an das Hörgerät gewöhnen muss. Damit Sie einen richtigen Eindruck gewinnen, müssen Sie das Gerät mindestens zwei Wochen zur Probe tragen. Nutzen Sie diese Zeit, um zu versuchen, in möglichst vielen verschiedenen Situationen mit dem Hörgerät zurechtzukommen. Erst nachdem Sie und der Hörgeräte-Akustiker überzeugt sind, das richtige Modell ausgewählt zu haben, suchen Sie wieder den HNO-Arzt auf, der anhand einer Hörprüfung mit und ohne Hörgerät den Hörgewinn überprüft. Mit der Unterschrift des HNO-Arztes wird die Hörgeräteanpassung abgeschlossen und von der Krankenkasse akzeptiert.

Wer übernimmt die Kosten? Im Allgemeinen werden die Kosten für das Hörgerät von der Krankenkasse übernommen, die Batterien zur Stromversorgung des Hörgeräts zahlt der Patient selbst. Besondere technische Einrichtungen des Hörgerätes und besondere Modelle werden nicht vollständig von der Krankenkasse bezahlt, sodass der Patient unter Umständen einen eigenen Anteil bezahlen muss. Lassen Sie sich gut beraten.

Was ist sinnvoller, ein Hörgerät im Ohr oder hinter dem Ohr? Die herkömmliche Methode ist das Tragen hinter dem Ohr (HdO-Gerät). Die Elektronik ist in einem Kunststoffgehäuse fast unsichtbar hinter der Ohrmuschel versteckt, der Schall wird auf das Ohrpassstück in der Ohrmuschel bzw. im Gehörgang übertragen. Viele Menschen möchten ein möglichst klein im Gehörgang angepasstes Hörgerät. Von den Krankenkassen wird allerdings ein Im-Ohr-Gerät nur ganz bezahlt, wenn ein HdO-Gerät nicht den gewünschten Effekt erzielen konnte. Aus technischen Gründen wird man mit einem Hinter-dem-Ohr-Gerät die besseren akustischen Ergebnisse erreichen.

Wie sieht die Nachbetreuung aus? Für technische Probleme steht der Hörgeräte-Akustiker bereit. Bei Problemen, die beim Tragen des Hörgerätes auftreten, sollten Sie den HNO-Arzt befragen. Das Gerät kann durch Ohrenschmalz verstopft werden. Deshalb kann ein regelmäßiges Reinigen des Gehörganges unter dem Mikroskop notwendig werden. Der zeitliche Abstand dieser Ohrreinigungen ist von Patient zu Patient unterschiedlich und liegt zwischen drei Monaten und einem halben Jahr.

Warum muss ich bei Ohrgeräuschen ein Hörgerät tragen? Ist das Ohrgeräusch mit Schwerhörigkeit verbunden, kann das Hörgerät helfen, vom Ohrgeräusch abzulenken. Es überträgt die Geräuschkulisse des Alltags ans Ohr. Der Patient fühlt sich dadurch dem Ohrgeräusch nicht mehr so ausgesetzt und kann es besser ertragen. Soll ein gleichzeitiges Retraining durchgeführt werden, so kann der dazu notwendige Rauschgenerator mit einem Hörgerät kombiniert werden.

Wann soll ich das Hörgerät tragen? Es ist ratsam, das Hörgerät möglichst den ganzen Tag über zu tragen. Erst dann gewöhnen sich die Ohren und vor allem das zentrale Hörsystem an die technische Hilfe – eine Voraussetzung für das Gefühl, mit dem Hörgerät deutlich besser hören zu können.

Wie lange hält ein Hörgerät? Das Hörgerät ist so gebaut, dass es den täglichen Einsatz etliche Jahre überstehen kann. Die Krankenkasse übernimmt die Kosten für ein neues Hörgerät, wenn das alte etwa fünf bis sechs Jahre getragen wurde.

4. Der somatosensorische Therapieansatz

Die Bedeutung von Halswirbelsäule und Kiefergelenk haben wir bereits kennengelernt. Hier sollen praktische Ratschläge die therapeutischen Konsequenzen beleuchten.

Tinnitus-Forschung und -Klinik haben gezeigt, wie sehr das Hören mit den Muskeln und Gelenken insbesondere des Kopf-Hals-Bereiches zusammenhängt. Ergibt sich bei der Tinnitus-Diagnostik (Seite 67) also ein Hinweis auf diesen Zusammenhang oder sind Muskeln und Gelenke an der Entstehung des Tinnitus beteiligt (z. B. Unfall), muss eine entsprechende Therapie eingeleitet werden. Es gilt also, einen guten Therapeuten zu finden! Aber wie? Wenn der betreuende HNO- oder Hausarzt keine gute Adresse wissen, gilt grundsätzlich: Die funktionelle und radiologische Diagnostik gehört in die Hand von Ärzten, die auch eine Ausbildung in Manueller Therapie (Chirotherapie) und/oder Osteopathie absolviert haben.

Physiotherapie

Die Physiotherapie bildet die Grundlage aller therapeutischen Maßnahmen am Körper. Sie stellt den ersten Schritt zu einer Korrektur körperlicher Beschwerden mit funktionellen und physikalischen Maßnahmen dar. Bedenken Sie: So wie wir mit unserem Gehirn in festgefahrenen Bahnen agieren, ist die Funktionalität unserer Muskeln, Sehnen und Gelenke im Laufe der Jahre in Bewegungsmuster fixiert, die irgendwann zu charakteristischen Abnutzungserscheinungen führen. Die funktionelle Physiotherapie erkennt diese pathologischen Muster und kann sie – mit sinnvollen Hausaufgaben verknüpft – korrigieren. Schlussendlich hilft das auch immer dem Gehirn!

Manuelle Therapie

Funktionsstörungen der Halswirbelsäule werden mit Techniken der Manuellen Therapie behandelt, wobei ausdrücklich nicht nur das sogenannte Einrenken gemeint ist. Vielmehr existiert heute eine Vielzahl von Behandlungstechniken für die Weichteile des Wirbelsäulenapparates, die auch bei der empfindlichen und schmerzhaften Halswirbelsäule angewandt werden können. Die schnellste und oft wirksamste Methode der Behandlung einer Funktionsstörung (sogenannte Blockierung) ist jedoch die Manipulation eines Gelenks: Dabei werden die Gelenkflächen für Sekundenbruchteile voneinander entfernt, wobei der charakteristische »Knacks« entsteht. Als Folge dieser Manipulation entspannt sich die Muskulatur deutlich. Gleichzeitig werden auch störende Nervenimpulse aus dem behandelten Gelenk zum Gehirn gedämpft oder beseitigt.

Der Patient verspürt prompt die Besserung der Beweglichkeit. Steht ein Ohrgeräusch mit der beseitigten Funktionsstörung in Verbindung, kommt es entweder sofort, in jedem Fall aber in den nächsten Stunden, zu einer Linderung. Im Idealfall wird das Ohrgeräusch sogar beseitigt. Werden diese positiven Effekte nicht schon mit den ersten beiden Behandlungen erreicht, sind weitere Manipulationen desselben Gelenkes sinnlos. Innerhalb kurzer Zeit darf das Gelenk nicht mehrfach manipuliert werden, sonst wird u.U. sogar ein Ohrgeräusch überhaupt erst ausgelöst. Die heute gelehrten Techniken der Manipulation eines Gelenks sind schmerzfrei und ungefährlich. Komplikationen sind erfreulicherweise selten geworden. Das gewaltsame sogenannte Einrenken gehört der Vergangenheit an.

Weisen Sie den Therapeuten jedoch immer darauf hin, wenn Sie Verletzungen erlebt haben, oder wenn Ihre Bänder und Gelenke sehr beweglich (hypermobil) sind, wie es durch Sportarten wie dem Ballett oft der Fall ist.

Osteopathie

Nur eine handverlesene Anzahl engagierter ÄrztInnen hat sich auch in Osteopathie weitergebildet und verfügt hier auch über entsprechende Erfahrung. Der ideale Therapeut ist ausgebildeter Physiotherapeut mit Weiterbildung in Osteopathie. Sein Wissen und Können ist umfassend und beinhaltet viele Techniken und Spezialtherapien von der Massage über die Kinesiologie bis zur sogenannten Kraniosakral-Therapie. Im Gegensatz zu vielen Ländern ist die Osteopathie mit ihrer fünfjährigen Ausbildung in Deutschland leider kein anerkannter Beruf und die Absolventen müssen oft in der Berufsgruppe der Heilpraktiker Unterschlupf finden, damit sie ihrer Ausbildung entsprechend behandeln und abrechnen können (im Service finden Sie Adressen für weitere Informationen).

Die Osteopathie ist die »Königsdisziplin« aller therapeutischen Maßnahmen an Körper und Skelett. Manche Krankenkassen beteiligen sich teilweise an den Kosten. Ein guter Osteopath ist Gold wert, er zeichnet sich auch dadurch aus, dass er nicht viele Behandlungen braucht, sondern nach einer fundierten Diagnostik des gesamten (!) Körpers Ihnen einen therapeutischen »Schubs« geben kann, damit die Selbstheilungskräfte und Energien des Körpers wieder nachhaltig in Gang kommen.

Medikamente zur Therapie an Muskeln und Gelenken

Für eine bestimmte Zeit kann die Gabe von Medikamenten sinnvoll sein, die den Spannungszustand der Muskeln herabsetzen (Muskelrelaxanzien). Manchmal kann dies auch direkt den Tinnitus leiser werden lassen. Diese Medikamente können auf jeden Fall die spezifische Therapie unterstützen. Sie machen jedoch oft müde und sollten wegen der Gefahr einer Abhängigkeit nicht über lange Zeit gegeben werden. Um Schmerzen, Entzündungen und Reizzustände zu dämpfen, kommen nach ärztlicher Beratung Antiphlogistika und Antirheumatika zum Einsatz.

Neural- und Injektionstherapie

Das Prinzip dieser Behandlungen ist es, die Nervenimpulse aus dem Körper auf dem Weg zum Gehirn zu modulieren bzw. zu unterbrechen. Dies will man therapeutisch immer dann bewirken, wenn es sich dabei um pathologische Nervenimpulse handelt. So hat sich diese Behandlungsmöglichkeit ursprünglich insbesondere zur Unterbrechung von Schmerzen etabliert. Auch beim Tinnitus geht es darum, schädliche Nervenimpulse auf dem Weg zum Gehirn zu stoppen oder zumindest abzuschwächen. Zur Therapie verwendet man Lokalanästhestika wie z. B. das Lidocain. Dieses wird an Nervenbahnen gespritzt und führt dort zu einer Blockierung der Signalübertragung. Eine weitere Möglichkeit besteht darin, dieses Medikament an muskuläre Verspannungen, Nervenknoten und Reflexpunkte zu spritzen.

Die Trigeminus-Behandlung

Sie ist eine Sonderform der Neural- bzw. Injektionstherapie. Hier wird ein besonderer Knotenpunkt des Nervus trigeminus, das Ganglion oticum an der Schädelbasis, angespritzt. Grundlage dieser Therapie sind die klinischen Forschungsergebnisse besonders aus den USA, die zeigen konnten, dass der Nervus trigeminus bei der Tinnitus-Entstehung eine besondere Rolle spielen kann. Wissenschaftliche Arbeiten der Universität Regensburg haben die Wirksamkeit nachweisen können. Deshalb hat diese Therapie mit Blockierung dieses Nervs in der Hand des erfahrenen Arztes einen hohen therapeutischen Stellenwert.

Tinnitus nach Schleudertrauma

Suchen Sie sich einen unabhängigen Gutachter, der sich sowohl mit Ohrgeräuschen als auch mit Halswirbelsäulenverletzungen beschäftigt. Gelegentlich empfiehlt es sich, zur Beurteilung auch einen Psychologen hinzuzuziehen. Wichtig für Sie persönlich: Während laufender Rechtsstreitigkeiten und Verfahren haben Sie keine Chance, dem Tinnitus zu entrinnen: Die schwebenden Verfahren und der damit verbundene Ärger und Schriftverkehr belasten unbewusst und bewusst. Es sind Zeit- und Krafträuber. Sprechen Sie mit Ihrem Anwalt, um diese Dinge möglichst schnell zu beenden. Ein schneller Vergleich mit Gegnern und Versicherungen ist immer besser als ein langwieriger Prozess mit ungewissem Ausgang!

Die Behandlung von Myogelosen und Triggerpunkten

Myogelosen sind Muskelverhärtungen, die schmerzhaft sind und als sogenannte Triggerpunkte in Erscheinung treten können. Triggerpunkte haben Fernwirkung, d. h., sie können nicht nur lokal durch ihre Schmerzhaftigkeit eine pathologische Wirkung entfalten, sondern auch fern von diesem Punkt an einem ganz anderen Ort des Körpers. Ein Beispiel: Triggerpunkte im Gebiet der großen Halsmuskeln entlang der Schultern können durchaus Ohrenschmerzen verursachen. Die Behandlung eines solchen Triggerpunktes besteht in der gezielten Druckpalpation, einer lokalen Eistherapie und einer Injektionstherapie mit Lokalanästhetika. Auch eine Selbsttherapie ist möglich und in einigen guten Büchern (siehe Service, Seite 183) beschrieben. Oft ist es wohltuend und hilfreich, wenn Ihr/e PartnerIn Sie mal »durchknetet« und nach schmerzhaften Muskelpunkten sucht.

Sonderfall Schleudertrauma

Ein Tinnitus nach einem »Schleudertrauma« (Distorsionstrauma) der Halswirbelsäule verdient besondere Beachtung. Für viele Patienten beginnt mit dem Schleudertrauma ein mühsamer Weg nicht nur hinsichtlich des Tinnitus, sondern auch, weil Versicherungen, Gutachter, Berufsgenossenschaften, Gerichte, Arbeitgeber und Unfallverursacher dieses Leiden nicht ernst nehmen. Da Tinnitus nicht sicht- und messbar ist, lässt sich den Untersuchern oft nur sehr schwer klarmachen, dass hier eine unfallbedingte Störung mit möglicherweise schwerwiegenden Folgen besteht. Direkt nach dem Unfall stellen sich den behandelnden ÄrztInnen oft andere, manchmal lebenswichtige Aufgaben, und so wird das Vorhandensein eines Ohrgeräusches oft erst Tage nach dem Unfall oder überhaupt nicht in den Akten festgehalten – ein Umstand, der es den Gutachtern später erschwert, eine Beziehung des Tinnitus zum Unfallereignis herzustellen.

Andererseits wird heute immer häufiger anerkannt, dass ein Tinnitus auch erst mehrere Tage nach einer Verletzung in Erscheinung treten kann und dass das Ausmaß der Halswirbelsäulenverletzung nicht unbedingt mit dem Schweregrad des Tinnitus übereinstimmt.

Ruhigstellung

Insbesondere nach einem Trauma kann eine vorübergehende Ruhigstellung der Halswirbelsäule mit einer Zervikalstütze (»Halskrause«) sinnvoll sein. Damit hierbei aber die Muskeln nicht geschwächt werden, ist eine baldige physiotherapeutische Übungsbehandlung notwendig.

Mia

Schleudertrauma

» *Ich stand als Fahrerin an einer Ampel und hatte mich gerade zu meinem rechts neben mir angeschnallten Kind gedreht, als ein Fahrzeug von hinten auffuhr. Durch einen Aufprall auf das Lenkrad erlitt ich einen Schlüsselbeinbruch, weshalb ich ins Krankenhaus eingewiesen wurde. Aus Sorge um mein Kind beachtete ich zunächst nicht, dass ich auch leichte Schmerzen in der Halswirbelsäule verspürte. Sie nahmen in den nächsten drei Tagen stetig zu, bis sich am vierten Tag ein Geräusch am linken Ohr dazugesellte. Die Halswirbelsäule wurde mit einem Stützverband ruhiggestellt. Nach etwa sechs Wochen schlossen sich Massagebehandlungen der HWS an, die zwar vorübergehend eine Linderung der Beschwerden bewirkten, jedoch auf das Ohrgeräusch keinen Einfluss hatten. Ich stellte mich einem in der Manuellen Therapie erfahrenen Orthopäden vor, nachdem der HNO-Arzt eine Hörstörung und ein unfallunabhängiges Krankheitsbild ausgeschlossen hatte. Der Orthopäde stellte eine Funktionsstörung mit Blockierung des 2. und 3. Wirbelsäulengelenkes fest und führte eine schonende und schmerzfreie Manipulation dieses Gelenkes durch. Bereits am gleichen Tag bemerkte ich einen Rückgang des Ohrgeräusches. Weitere Sitzungen mit einer gezielten Manualtherapie und eine fundierte physiotherapeutische Übungsbehandlung folgten. Das Ohrgeräusch wurde leiser und war nach vier Wochen verschwunden.«*

Kommentar

Das Auftreten von Ohrgeräuschen nach einem Auffahrunfall ist möglich. Ebenso wie Beschwerden vonseiten der Halswirbelsäule (z. B. Schmerzen im Nacken, Kopfschmerzen, Gleichgewichtsstörungen) können auch Ohrgeräusche nach einem symptomfreien Intervall von bis zu zwei bis drei Wochen nach einem Unfall auftreten. Dies erschwert häufig eine gutachterliche Untersuchung und Beurteilung solcher Ohrgeräusche, da wegen des langen Zeitraums zwischen Unfall und Auftreten des Ohrgeräusches vielen Gutachtern ein Zusammenhang zwischen Unfall und Tinnitus unwahrscheinlich erscheint. «

Bewegungstherapien

Tai-Chi und Qigong sind hervorragende Maßnahmen gegen Tinnitus, ganz besonders, wenn es sich um einen somatosensorischen Tinnitus handelt. Hierbei wird nicht nur der Körper, sondern auch die Seele und der Geist behandelt!

Qigong

Von diesen Erfahrungen berichteten Mitglieder der deutschen Tinnitus-Liga anlässlich einer Untersuchung bereits vor 15 Jahren. Die Untersuchung war Anlass für eine aktuelle Studie mit folgendem Ergebnis: Patienten mit somatosensorischem Tinntius profitieren besonders von dieser Therapie. Dies wundert nicht, denn Qigong (und auch Tai-Chi) stabilisiert die Muskeln des gesamten Körpers und gleicht muskuläre Spannungszustände aus, fördert das Gleichgewicht und entspannt den gesamten Körper. Die mit den Übungen verbundene Aufmerksamkeitsumlenkung lässt den Tinnitus vergessen und die gesteigerte Konzentration bringt neue Akzente in die vom Tinnitus in Schach gehaltenen Neurone im Gehirn. Schließlich führt das Üben in einer Gruppe zur Knüpfung neuer sozialer Kontakte, ein weiterer sehr wichtiger Gesichtspunkt.

Diese Methoden werden weitgehend von den Krankenkassen zumindest unterstützt oder sogar komplett bezahlt. Aus diesem Grund sollten sie jedem Betroffenen mit Tinnitus ans Herz gelegt werden, insbesondere dann, wenn es sich um einen somatosensorischen Tinnitus handelt.

Zahn- und Kieferbehandlung

Der Frage, ob die Ursache des Tinnitus mit der Kiefergelenksfunktion zusammenhängen kann, muss besonders dann nachgegangen werden, wenn

- eine Zahnbehandlung unmittelbar oder mittelbar mit der Tinnitus-Entstehung verbunden war,
- wiederholt vom Kiefergelenk ausgehende Gesichts- und Ohrenschmerzen aufgetreten sind,
- Sie nachts mit den Zähnen knirschen,
- bei der Untersuchung auf einen somatosensorischen Tinnitus (Seite 86) das Ohrgeräusch modulierbar ist,
- starke Verspannungen im Kiefergelenk und in der Kaumuskulatur zu beobachten sind,
- knackende Geräusche beim Kauen bestehen,
- ein Fehlbiss besteht, wenn also Ober- und Unterkiefer nicht optimal zueinander stehen,
- eine Fehlfunktion der Kiefergelenke nachgewiesen ist,
- der Tinnitus in Verbindung mit einer Spangenbehandlung aufgetreten ist (Kinder!).

Die Kiefergelenksfunktion sollte ein speziell fortgebildeter Zahnarzt, Kieferorthopäde oder Kieferchirurg beurteilen, um eine sogenannte kraniomandibuläre Dysfunktion zu erkennen. Wünschenswert ist, dass diese ÄrztInnen eine Weiterbildung in Kinesiologie und/oder Osteopathie haben. Zum Teil ist es dabei sinnvoll, ein Kiefermodell anzufertigen. Spezielle apparative Funktionsanalysen sind möglich, aber sehr aufwändig; sie werden nur nach vorheriger Absprache von der Krankenkasse bezahlt. Die dritte Maßnahme ist eine Röntgenaufnahme der Kiefergelenke, in speziellen Fällen sogar die Kernspintomografie.

Die Ergebnisse der Diagnostik münden in individuelle Therapievorschläge und können folgende Maßnahmen umfassen:

- Tragen einer Aufbiss-Schiene, eventuell nach vorausgegangener Korrektur der Biss-Ebenen. Damit kann eine falsche mechanische Kiefergelenkbelastung korrigiert werden.
- Spezialschienen zur Gelenksentlastung und Biss-Führung bis hin zur Einflussnahme auf die Position der Kiefergelenksköpfchen.
- Entspannungsmaßnahmen: Das Kiefergelenk ist mit der seelischen Stimmung verknüpft. Redewendungen wie »die Zähne zusammenbeißen«, »zähneknirschend etwas zugeben« usw. erinnern an diese unbewussten Zusammenhänge. Deshalb sind Entspannungsmethoden in manchen Fällen notwendig, um den Teufelskreis Verspannung – Schmerz – stärkere Verspannung zu durchbrechen.

Die physiotherapeutische und/oder osteopathische Behandlung der Kiefergelenke und der Halswirbelsäule setzt eine spezielle Fortbildung der Physiotherapeuten auf diesem Gebiet voraus. Wenn Sie Physiotherapie für die Behandlung Ihres Kiefergelenks verordnet bekommen haben, sollten Sie sich erkundigen, wo ein Physiotherapeut mit dieser speziellen Ausbildung in Ihrer Nähe niedergelassen ist.

5. Der ganzheitliche Therapieansatz

Körper und Psyche bilden eine Einheit und beeinflussen sich gegenseitig. Eine erfolgreiche Therapie sollte daher beide Seiten berücksichtigen.

Was dem Laien selbstverständlich erscheinen mag, ist der Medizin, den Neurowissenschaften und der Psychologie seit vielen Jahrzehnten – bis heute – geradezu »fremd«. Es wird organspezifisch behandelt, d. h. zentriert auf biologische Vorgänge einzelner Funktionseinheiten. Das Gehirn schien in der Forschung der letzten Jahrzehnte regelrecht »entleibt«, da Gehirnprozesse als nicht zum Körper zugehörig betrachtet wurden. Erst allmählich kommt derzeit ein Prozess des Umdenkens in Gang, der Patient muss sich aber noch mühsam im Dschungel der »modernen« Medizin, die immer spezialisierter wird, das Geeignete herauspicken. Den Forschern wird zunehmend bewusst, dass nur »mit Leib und Seele« vernünftig therapiert werden kann und dass die Behandlungsergebnisse erst dann wirklich gut werden, wenn Leib, Seele, Medizin sowie wohltuende soziale Strukturen (!) in Einklang gebracht werden.

Schlaf und Tinnitus

Viele Patienten mit Tinnitus berichten, dass sie trotz ihres Tinnitus gut schlafen können. Dies bestätigt sich auch in wissenschaftlichen Studien und der Leser mag überrascht sein über folgende Aussage: Schlaf und Tinnitus sind zwei verschiedene Dinge, man kann mit Tinnitus wunderbar schlafen!

Offenbar gelingt es dem Gehirn, Geräuschquellen – auch wenn sie aus dem Inneren kommen – so abzuschalten, dass ein normales Schlafen möglich ist. Bei den meisten Betroffenen laufen folgende Mechanismen ab: Jeder Mensch hat im Laufe seines Schlafzyklus Tiefschlafphasen, aber auch Phasen, in denen er mehr oder weniger wach ist. In den Wachphasen ist natürlich in der stillen Umgebung des Schlafzimmers der Tinnitus das einzige Geräusch, das sich in das Bewusstsein drängt. Der Betroffene meint dann, am Tinnitus aufgewacht zu sein. Dies ist jedoch nicht der Fall. Wenn Sie nicht mehr schlafen können, hat dies meist andere Ursachen: In der Regel sind es bewusste und unbewusste Ängste, die die Person wach halten. Dann dauert es auch nicht lang, bis Panikattacken hinzukommen, die die Betroffenen typischerweise nachts aufschrecken lassen. Sie sagen dann: »Der Tinnitus lässt mich nachts aufschrecken.« Bestehen Schlafstörungen oder solche Panikattacken, sollte unbedingt eine psychologische Beratung und Diagnostik durchgeführt werden. Es nützt dann wenig, wenn Entspannungstrainings absolviert werden, aber die Ursachen für die bestehenden Ängste – seien sie bewusst oder unbewusst – nicht beseitigt sind.

Jeder Mensch hat ein anderes Schlafbedürfnis. Fühlt er jedoch einen Mangel an Schlaf und leidet darunter, so ist dies ein Alarmsignal. Wird der Tinnitus vom Betroffenen dafür verantwortlich gemacht, wird er zum Sündenbock für aufreibende Dinge, die möglicherweise im Verborgenen liegen – privater oder beruflicher Natur. Hier ist dringend ärztliche und psychotherapeutische Hilfe notwendig, um die Ursachen festzustellen. Die Einnahme von schlaffördernden Mitteln kann nur vorübergehend sinnvoll sein.

Tinnitus – Sündenbock für alle anderen Probleme?

Wenn ein Konflikt besteht oder der Patient unzufrieden ist, wird ein eintretender Tinnitus gern für die sich ergebende Gesamtsituation mit allen Beschwerden und Problemen verantwortlich gemacht. Hier muss hinterfragt werden, ob nicht der Tinnitus gegenüber anderen Problemen in den Vordergrund gerückt wird. Können die ursprünglichen Konflikte gelöst werden, wird der Patient vom Tinnitus abgelenkt, wodurch dessen Bedeutung für das weitere Lebensglück schwindet.

Durch diese Fragen wird klar, dass bei Tinnitus-Betroffenen mit Schlafstörungen die Lebensumstände detaillierter betrachtet werden müssen, um die schlafstörenden Faktoren exakt zu identifizieren. Aus der Analyse leiten sich dann Ratschläge oder bestimmte Therapieempfehlungen ab. In vielen Fällen ist aber eine Beratung mit Empfehlungen für einen gesunden Schlaf ausreichend. Der Patient erkennt dabei häufig Handlungsweisen, die er in seinen Alltag einbringen kann.

Steht tatsächlich der Tinnitus beim Schlafengehen sehr im Vordergrund, können

Sie zusätzlich akustische Hilfen anwenden, um das Ohrgeräusch in die Nacht zu verbannen. Hierzu zählen z.B.

- das Einschlafen mit leiser Musik,
- ein Springbrunnen im Schlafzimmer,
- ein laut tickender Wecker oder auch
- das Geräuschgerät aus der akustischen Therapie.

Die Industrie bietet auch akustische Einschlafhilfen an. Geräusche, z.B. ein Rauschen oder Musik, werden in einen im Ohr getragenen Lautsprecher übertragen. Durch dieses technische Hilfsmittel wird die Umgebung nicht gestört. Weitere Informationen erhalten Sie bei der Tinnitus-Liga (Adresse siehe Service, Seite 186).

So schlafen Sie gut!

Ruhige Atmosphäre Eine ruhige Schlafumgebung ist Voraussetzung für einen gesunden Schlaf. Das Schlafzimmer sollte der ruhigste Raum im Haus sein.

Raumtemperatur Wie warm Sie es haben sollten, hängt von Ihrem persönlichen Wärmebedürfnis, der Raumbelüftung, der Raumgröße und Ausstattung ab. Schlafforscher betonen, dass die Raumtemperatur für einen gesunden Schlaf nicht unter 16 °C liegen sollte. Vor allem ältere Menschen schlafen bei höherer Raumtemperatur besser. Sowohl ein zu kaltes als auch ein zu warmes Bettklima können den Schlaf stören: durch Auskühlen, wenn man sich beim Lagewechsel aufdeckt, aber auch durch Schwitzen, wenn die Raumtemperatur zu hoch oder die Decke zu warm ist.

Raumluft Ob Sie bei geschlossenem oder offenem Fenster besser schlafen, sollten Sie ebenfalls selbst herausfinden. Dabei spielt auch eine Rolle, ob die Wohnung in ruhiger Umgebung liegt. Niemals sollten Sie in Zugluft oder in der Kälte zu nahe am Fenster liegen.

Die richtige Matratze Die Frage der Ausführung (ob Federkern, Schaumstoff, Rosshaar, Latex u.a.) muss im Einzelfall geklärt werden und richtet sich häufig auch nach vorhandenen Allergien (z.B. Rosshaar-, Latexallergie) und der Empfindlichkeit gegen elektrostatische und elektromagnetische Störungen. In diesem Fall wären Federkernmatratzen zu meiden. Wichtiger als das Material ist jedoch die Härte der Matratze; lassen Sie sich im Fachhandel beraten. Außer dem Härtegrad ist die Verarbeitung der Matratze und ihr Bezug das wichtigste Kriterium. Die Matratze muss die abgesonderte Feuchtigkeit aufnehmen, weitergeben und regulieren, sie muss gut zu trocknen sein. Bei der Auflage empfiehlt sich eine kühlende Sommer- bzw. wärmende Winterseite. Allergiker müssen spezielle Materialien (in der Regel synthetische Stoffe) wählen. Das Bett darf nicht zu klein sein, um den nächtlichen Schlafbewegungen genügend Raum zu bieten.

Tipps und Informationen zum Thema Schlafen

Zum Thema Schlafen bzw. Nicht-schlafen-Können gibt es immer wieder viele Fragen. Hier möchte ich Ihnen speziell in Bezug auf Tinnitus einige Antworten und Tipps geben.

Für Menschen mit Schlafstörungen gelten die klassischen Regeln eines Einschlafrituals, d. h., die Schlafenszeit sollte durch bestimmte Maßnahmen angebahnt werden, der Körper allgemein zur Ruhe kommen, und Störfaktoren sollten unterbunden werden.

Schlaffördernde Aspekte

- Zwischen der Hektik des Tagesablaufs und dem Zubettgehen sollten Geist und Körper zur Ruhe kommen, z. B. durch einen Abendspaziergang, Entspannungsübungen, Lesen (leichte Literatur) und durch Hören entspannender Musik.
- Genießen Sie ein wohltuendes Getränk (ohne Alkohol), z. B. im Winter ein Glas Tee oder warme Milch, im Sommer durchaus auch ein kühles Getränk.
- Nehmen Sie abends nur leichte Kost zu sich und meiden Sie schwer Verdauliches. Essen Sie nicht zu spät.
- Der Zeitpunkt des Zubettgehens und des Aufstehens sollte möglichst während des ganzen Wochenverlaufes der gleiche sein, auch am Wochenende.
- Positiv wirken auch Maßnahmen aus der physikalischen Medizin wie warme Vollbäder (nicht zu heiß, ca. 38 °C, nicht länger als zehn Minuten), besonders, wenn man Extrakte aus beruhigenden Kräutern wie Melisse, Baldrian, Heublumen oder Lindenblüten hinzugibt, temperaturansteigende Fußbäder, feuchtkalte Wickel und Trockenbürsten.

Schlafstörende Faktoren

- Alkohol: Er stört die normalen Schlafphasen, auch wenn man meint, durch Alkohol gut einschlafen zu können. Wird er als Schlafmittel eingesetzt, steigt die Gefahr der Abhängigkeit.
- Sportliche Tätigkeit vor dem Schlafengehen: Zwischen Sport und Schlafengehen sollten mindestens vier Stunden liegen.
- Schlaffördernde Medikamente: Sie ver-

hindern, dass der Körper seinen eigenen individuellen Schlafrhythmus wiederfindet. Sie sollten nur in akuten Krisen genommen werden (z. B. Tod eines nahestenden Menschen, erkennbare Konfliktsituationen). Schlafmittel stören auf Dauer die geistige Vitalität auch am Tage.
- Übergewicht

Schlaf und Tinnitus

Schlaf nein – Nickerchen ja? Das Phänomen, dass vor dem Fernseher, am Nachmittag oder im Büro ein Nickerchen möglich ist, die Patienten jedoch beim Betreten des Schlafzimmers hellwach werden, trifft auch für andere Schlafstörungen zu. Die Schlafforscher nennen dies eine Konditionierung, d. h., die Einstellung zum Schlaf ist negativ, und die Betroffenen reagieren mit Wachheit auf das Liegen im Bett. Dadurch entsteht ein Teufelskreis, denn der Betroffene will unbedingt schlafen, was wiederum zu Stress und Wachsamkeit führt. Ähnlich kann der Tinnitus-Patient auf sein Ohrgeräusch konditioniert sein, sodass es ihm im Bett sofort bewusst wird. Je mehr das Ohrgeräusch mit negativen Gefühlen verbunden ist, desto eher wird diese Situation Unbehaglichkeit und Unruhe hervorrufen. Daraus resultiert die typische Einschlafstörung.

Wie war der Schlaf, bevor Tinnitus auftrat? Oft stellt sich heraus, dass bereits vor Eintritt des Ohrgeräusches der Schlaf oder der Schlafrhythmus zeitweise gestört war. Dem Tinnitus fällt dabei oft nur die Rolle des auslösenden »letzten« Faktors zu, der das Fass zum Überlaufen bringt. In diesen Fällen kann der Patient davon überzeugt werden, dass der Tinnitus nicht die alleinige Ursache der Schlafstörung ist. Bereits diese Erkenntnis trägt dazu bei, dem Tinnitus weniger Bedeutung beizumessen – ein wichtiger Therapieschritt zum Durchbrechen des Teufelskreises.

Was hat sich auf den Tinnitus gepfropft? Diese wichtige Frage zielt auf die Begleitstörungen, die durch den Tinnitus ausgelöst wurden. Ihre Ursachen können im beruflichen, sozialen und emotionalen Bereich liegen. Sind diese Begleitstörungen einmal formuliert und aufgedeckt, können gezielte therapeutische Maßnahmen wie Beratung, Entspannungstraining usw. eingeleitet werden.

Was hören wir, wenn wir schlafen? Am Beispiel Schlaf lässt sich das Vorhandensein unseres Filtersystems erläutern. Das Ohr funktioniert während des Schlafes vollständig und empfängt auch die verschiedensten Höreinflüsse. Das Filtersystem des Gehirns sorgt dafür, dass diese Impulse während des Schlafes nicht an das Bewusstsein weitergeleitet werden. Als gesunder Mensch nutzt man diese Filter unbewusst, wenn man sich auf bestimmte Dinge konzentriert und dabei die Umwelt akustisch völlig ausschaltet. Das zeigt sich bei allen Tinnitus-Betroffenen, die darüber berichten, dass sie Momente, Stunden oder Tage haben, an denen das

Ohrgeräusch für sie sehr erträglich oder kaum wahrnehmbar ist. Ein gutes Beispiel für die Bewertung und Verarbeitung akustischer Quellen im Gehirn ist die Mutter, die trotz tiefen Schlafes das Weinen ihres Kindes im Nachbarraum sofort wahrnimmt, als hätte sie spezielle Antennen hierfür.

Und was passiert beim Tinnitus? Hat sich bei einem Tinnitus-Patienten das Ohrgeräusch ähnlich tief in das Unterbewusstsein eingegraben und ist mit der entsprechenden Wahrnehmung verknüpft, so wird daraus eine ständige Aufmerksamkeit resultieren wie bei einer Mutter.

Die Abkoppelung des Unterbewusstseins und der Wahrnehmung von Geräuschen ist das Ziel der Beratung und zukünftigen Behandlung – neben der etwaigen medizinischen Behandlung. Das zentrale akustische System muss also wieder auf die normale und nicht auf die ohrgeräuschfixierte Wahrnehmung zurücktrainiert werden.

Wie eine Mutter im Laufe der Jahre mit Größerwerden ihres Kindes immer weniger auf die charakteristischen Frequenzen ihres Kleinen reagiert, wird auch der Tinnitus-Patient im Laufe der Zeit eine ähnliche Entwicklung durchmachen. Zunächst wird er allmählich feststellen, dass die Fixierung auf das Ohrgeräusch nachlässt. Die Phasen »ohne« Ohrgeräusch werden immer länger.

Die mit dem Ohrensausen verbundene Stressreaktion, Nervosität und Übererregbarkeit können durch Entspannungstechniken (Seite 157) stark gedämpft werden. Die Entspannungstechniken tragen wesentlich dazu bei, dass es dem Patienten gelingt, seine Wahrnehmung auf andere, positive Dinge zu lenken. Hat der Patient die Anwendung von Körpertherapien und Entspannungstechniken erlernt, bekommt er in der Regel auch Schlaf- und Konzentrationsstörungen in den Griff.

Tipps für akustische Hilfen bei Schlafstörungen

Dr. Annette Cramer konnte mit ihrer Musiktherapie (siehe Literatur, Seite 184) deutlich zeigen, dass entspannende auditive Reize besonders schnell und wirksam zur Tiefenentspannung führen können. Folgende Übungen und Tipps von Dr. Cramer sollen hier aufgezählt werden:

1. Lenken Sie Ihre akustische Wahrnehmung auf andere Körpergeräusche, wie z. B. den eigenen Herzschlag, den Atemrhythmus oder den Pulsschlag. Dazu können Sie sich mit dem betroffenen Ohr auf Ihr Handgelenk legen und Ihre Körpergeräusche bewusst hören. Mit dem Verschluss des Ohres (z. B. durch Ohropax®) gelingt es Ihnen, dem eigenen Atemrhythmus zuzuhören. Aber Achtung, der Verschluss des Ohres könnte auch zu einer Verstärkung des Tinnitus führen. Probieren Sie es aus.

2. Ein leiser Zimmerspringbrunnen kann helfen, die akustische Umgebung auf angenehme Weise zu bereichern. Dadurch gelingt es Ihnen, vom inneren Ohrgeräusch abgelenkt zu sein.

3. Es gibt bei der Tinnitus-Liga sehr gute akustische Hilfsmittel, die unter dem Kopfkissen liegen und selbstständig beruhigende Musik oder Geräusche abgeben können, ohne dabei den Partner zu stören.

4. »Sleepmaker®« ist eine App mit unterschiedlichen Regengeräuschen, die Ihnen in den Schlaf verhilft.

5. Eigenhypnose ist ein hervorragendes Mittel, die »Äffchen« im Gehirn zur Ruhe zu bringen. Vereinzelt gibt es Kurse von ausgebildeten PsychologInnen, empfehlenswert ist das Buch »Besser schlafen mit Selbsthypnose« (siehe Service, Seite 184).

Schnarchen: eine Ursache für Tinnitus infolge Sauerstoffmangels!

Nächtliches Schnarchen ist nicht nur eine lästige Geräuschbelästigung, sondern kann sogar lebensgefährlichen Sauerstoffmangel provozieren. An eine Erholung im Schlaf ist auch nicht zu denken! Die Mediziner sprechen von einer Schlaf-Apnoe, wenn es zu ernsten Atempausen zwischen den »Schnarchern« kommt. Atemstillstände bis zu zwei Minuten sind dann möglich. Solche Zustände führen zwangsläufig zu einer Minderdurchblutung des Gehirns mit Sauerstoffmangel. Erste Alarmsignale sind dann Unausgeschlafenheit am Morgen, Kopfschmerzen, ein trockener Mund, Schwindel, Leistungs- und Konzentrationsdefizite, Tagesmüdigkeit usw.

Der Schlaf muss dann einmal überwacht und diagnostiziert werden: Im Labor schlafen? Das kann nicht nur übernächtigten Wissenschaftlern passieren. Die sind meist sogar hellwach, wenn sie Patienten vor sich haben, deren Schlafstörungen man im Schlaflabor auf die Schliche zu kommen hofft. Verschiedene Krankheitsbilder können mit Schlafstörungen einhergehen und müssen im Einzelfall ausgeschlossen werden. Meist gelingt dies jedoch mit einfacheren Maßnahmen, auch ohne Schlaflabor.

Heute gelingt die Diagnostik und die Überwachung des Schlafes und des Schnarchens mithilfe von Geräten, die der Patient mit nach Hause nehmen kann. Dieses Schlafscreening wird von InternistInnen, LungenfachärztInnen und HNO-ÄrztInnen mit der entsprechenden Ausbildung durchgeführt. Ergeben sich

Brauche ich ein spezielles Halswirbelsäulenkissen?

Patienten fragen immer wieder, ob ein spezielles Halswirbelsäulenkissen notwendig sei. In der Regel sucht sich der Körper selbst die Schlafposition, die er braucht und die angenehm ist. Wenn im Verlauf der Nacht oder morgens keine Nackenverspannungen zu spüren sind, brauchen Sie kein spezielles Kissen. In Betracht kommt es dann, wenn die Halswirbelsäule (HWS) vorgeschädigt ist und/oder man regelmäßig mit Kopfschmerzen oder Verspannungen im Nacken aufwacht. Der Orthopäde kann hier weitere Empfehlungen geben. Der Fachhandel bietet Spezialkissen an, die die normale Krümmung der Wirbelsäule unterstützen und die HWS und den Kopf somit in einer entlastenden Position halten. Durch diese Spezialkissen wird jedoch die Beweglichkeit während der Nachtruhe eingeschränkt.

aus dieser ambulanten Untersuchung weiter auffällige Befunde, wird der Patient an ein Schlaflabor überwiesen, wo sein Schlaf- und Wachrhythmus und das Schnarchen einer genauen Analyse unterzogen werden. Immer gehört zur Diagnostik auch eine HNO-ärztliche Untersuchung. In manchen Fällen gelingt es durch einen operativen Eingriff, zu dem auch die Entnahme der Gaumenmandeln gehört, das Schnarchen einzudämmen.

Schnarchen wird heute als ein wesentlicher Risikofaktor für die Entstehung von Ohrgeräuschen angesehen, und es behindert auch deutlich die Kompensation eines Ohrgeräusches. Aus diesen Gründen sollten sich Betroffene, die unter dem Symptom Schnarchen leiden, untersuchen lassen. Die Problematik des Schlafens sollte auch immer mit dem Hausarzt besprochen werden. Schilddrüsen- und andere Stoffwechselveränderungen sowie hormonelle Störungen gilt es abzuklären.

Die »primäre« Schlafstörung

Für den weitaus größten Teil der Schlafstörungen lässt sich keine exakte Ursache feststellen. Die Medizin spricht in diesen Fällen von einer sogenannten primären oder idiopathischen Schlafstörung. Häufig findet man bei diesen Schlafstörungen eine entsprechende Vorgeschichte in der Verwandtschaft, also einen Erbfaktor. In diesen Fällen können nur eine intensive Beratung und das Aufsuchen von Fachleuten, die sich mit chronischen Schlafstörungen befassen, helfen.

Internistische Krankheiten

Viele internistische Krankheiten wie Hormonstörungen der Schilddrüse, Atemstörungen und Herzkrankheiten können zu Schlafstörungen führen. Daher ist bei Schlafstörungen zunächst immer der Hausarzt gefragt, der solche Ursachen von vornherein ausschließen wird.

Medizinische Therapien bei Schlafstörungen

Medikamente Der Griff zur Tablette ist für den Patienten naheliegend, wenn eine Schlafstörung über einen längeren Zeitraum besteht. Prinzipiell darf eine medikamentöse Behandlung (auch mit pflanzlichen Mitteln!) ausnahmslos nur eine goldene Brücke sein, um den normalen Schlaf wieder zu erlernen. Lassen Sie sich professionell beraten. Der normale Schlafrhythmus mit seinen vielfältigen Phasen unterschiedlicher Aktivität verschiedener Gehirnzentren ist so komplex, dass er trotz der modernen Pharmakologie nicht von außen gesteuert oder gar ersetzt werden kann. Schlafforscher sprechen von maximal vier Wochen, in denen der Schlaf medikamentös unterstützt werden kann. Jenseits dieses Zeitraums muss unbedingt eine spezielle ärztliche Beratung und die entsprechende Diagnostik durchgeführt werden.

Heilkräuter Pflanzliche Medikamente aus Baldrian, Hopfen, Johanniskraut und Kava-Kava in Form von Tees, Extrakten oder Ölen können beruhigend und schlaffördernd wirken. Jedoch enthalten diese pflanzlichen Medikamente auch Stoffe, die u. U. Nebenwirkungen haben: Hautverfärbungen wurden nach Einnahme von Kava-Kava beobachtet, Fotosensibilisierung der Haut (Überempfindlichkeit gegen Sonnenlicht) bei Johanniskraut. Aus diesen Gründen dürfen diese pflanzlichen Medikamente auch nicht während der Schwangerschaft eingenommen werden. Für abendliche beruhigende Tees eignen sich Zubereitungen aus Melisse und Passionsblume.

Chemische Schlafmittel Die klassischen Schlafmittel bestehen aus chemischen Abwandlungen der Benzodiazepine, zu denen z. B. Valium®, Diazepam Ratio®, Faustan®, gehören. Die chemischen Variationen der zugrunde liegenden Substanz führen zu Abkömmlingen, die das Schlafverhalten in den Einschlaf- und Durchschlafphasen unterschiedlich beeinflussen. Durch Anwendung dieser Medikamente über längere Zeit werden Schlafrhythmus und Gehirnaktivität während des Schlafes nachhaltig gestört. Ein Überhang der Wirkung in den nächsten Tag hinein führt zu Konzentrationsstörungen und kann die Verkehrstüchtigkeit und die Arbeitsfähigkeit stark beeinträchtigen. Weitere schwerwiegende Nebenwirkungen spielen sich jedoch in der Gefühlswelt des Patienten ab: Die Langzeitanwendung führt zu einem Verlust der Persönlichkeitsdynamik und der Lebensfreude. Bei neurologischen, psychischen und psychiatrischen Schlafstörungen kann allerdings der Einsatz von Antidepressiva und Neuroleptika notwendig werden. Diese Behandlung gehört in die Hand von Fachleuten also von NeurologInnen.

Schlafmittel

Alle schlaffördernden Medikamente stören die normalen Vorgänge während des Schlafes. Teils machen sie süchtig, teils führen sie zu einer Abstumpfung und zum Verlust der persönlichen Dynamik, auch am Tage.

Melatonin Melatonin wurde als »Wunderdroge aus den USA« bekannt. Melatonin ist die chemische Vorstufe des Serotonins, eines hormonellen Botenstoffes im Gehirn, der insbesondere unseren Schlaf-Wach-Rhythmus steuert. Melatonin wird in den USA als frei zugänglicher Zusatzstoff zur Nahrung verkauft. Bei uns in Europa ist es als Arzneimittel im Handel zugelassen. Ursprünglich wurde Melatonin von denjenigen gern genommen, die einer wiederholten Zeitverschiebung ausgesetzt sind (z. B. Piloten) und die Nachteile der Reaktionsminderung durch Schlafmittel vom Benzodiazepin-Typ vermeiden wollten. Melatonin reguliert den

Schlaf tatsächlich im Sinne eines sanften Schlafmittels.

Nebenwirkungen gibt es aber auch bei diesem Medikament, die durch vielfältige Berichte belegt sind: Die längere Einnahme von Melatonin führt zu schleichenden Persönlichkeitsveränderungen, auch zum Verlust der Persönlichkeitsdynamik, sodass sich schließlich ein allgemeines »Wurstigkeitsgefühl« entwickelt. Für einen Zeitraum von 20–30 Tagen kann es aber unter ärztlicher Begleitung ausprobiert werden.

Psychotherapie bei Schlafstörungen

Schlafstörungen können allenfalls vorübergehend medikamentös behandelt werden. Die Beratung des Patienten ist Grundlage für die ursächliche Therapie. Inwieweit diese Beratung in eine Psychotherapie mündet, entscheidet der behandelnde Arzt in Zusammenarbeit mit dem Patienten. Die heutige Psychotherapie, die sich mit Schlafstörungen beschäftigt, verfügt über zahlreiche verhaltenstherapeutische Alternativen. Neben der Bewältigung aktueller Krisen hilft die Psychotherapie auch, seelische Störungen zu behandeln, die gelegentlich hinter den Schlafstörungen gefunden werden. Vor allem depressive Verstimmungen sollten psychotherapeutisch behandelt werden.

Dabei ist nicht nur das spezielle, für den Patienten individuell geeignete psychotherapeutische Verfahren in die Auswahl mit einzubeziehen, sondern auch der Therapeut selbst, der zu Ihnen als Patient »passen« muss. Empfinden Sie gegenüber Ihrem Therapeuten eine Unstimmigkeit, so sollten Sie dies aussprechen und ggf. einen anderen Therapeuten aufsuchen. Es ist sinnvoll, die Auswahl und die Art der Psychotherapie mit dem Hausarzt oder einem anderen Arzt des Vertrauens abzusprechen. Er kann i. d. R. auch behilflich sein, wenn es um die Erstattung der Kosten durch die Krankenkassen geht.

Entspannungstherapien

Bei Schlafstörungen sind Entspannungstherapien geeignet, die der Stressbewältigung dienen und den Körper zur Ruhe kommen lassen. Diese Verfahren müssen aktiv trainiert werden: Gerade die Konzentration und die Beschäftigung mit der angewandten Therapie bringen den Betroffenen weg von lästigen und sorgenvollen Gedanken. Der Erfolg der jeweiligen Therapie hängt direkt von der Konsequenz der Anwendung ab. Berücksichtigen Sie bei der Auswahl des Verfahrens Ihre persönlichen Neigungen. Die Kurse sollten am Wohnort angeboten werden, der Therapeut sollte kompetent und Ihnen sympathisch sein. Bei Schlafstörungen, gerade in Verbindung mit Tinnitus, eignen sich das Autogene Training (Seite 164) und die Muskelrelaxation nach Jacobson (Seite 167) besonders.

Diese Verfahren sollten unbedingt einem passiven Verfahren wie Akupunktur und Akupressur vorgezogen werden. In vielen Fällen können diese allerdings unterstützend helfen. Auch Eigenhypnose kann sehr erfolgreich sein. Durch systematische Suggestion werden positive Gedanken eingegeben, die zum Einschlafen führen.

Julius

Ein Fall von Hochzeitsschießen

» *Ich traf mit zwei Kollegen Vorbereitungen zum Hochzeitsschießen, einem in Bayern üblichen Brauch. Um den Hochzeitsmorgen eines guten Freundes mit gebührendem Lärm ankündigen zu können, füllten wir in der Firma explosive technische Gase in besonders große Luftballons ab. Leider explodierten die Ballons vorzeitig. Das Ergebnis: fünf geplatzte Trommelfelle, die eine Notoperation notwendig machten, und drei Patienten mit Innenohrstörungen, darunter auch ich mit einem ausgeprägten Tinnitus. Das Hauptproblem für mich war das Ohrensausen während des Einschlafens. Hinzu kamen Sorgen am Arbeitsplatz, da durch den Unfall plötzlich drei Kollegen auf einmal durch eigenes leichtsinniges Verschulden ausgefallen waren.*
Meine Frau war schon seit Jahren begeisterte Yoga-Anhängerin und konnte mich von dessen Wirksamkeit überzeugen. Da sie mich bei dieser Methode unterstützen konnte, fiel mir der Einstieg leicht. Es gelang mir, die negativen Gedanken mithilfe des Yoga abzuwehren und wieder in einen normalen Schlafrhythmus zu finden. Seitdem auch am Arbeitsplatz diese bemerkenswerte Geschichte vergessen und wieder ein normaler Betrieb möglich ist, kann ich mit dem Tinnitus so weit zurechtkommen, dass ich mich durch ihn nicht mehr gestört fühle.«

Kommentar

Yoga ist ein Mittel, um Meditation und Entspannung erfahrbar zu machen. Die damit verbundenen Körperübungen beinhalten auch Dehnungen, weshalb Yoga gerade auch für Sportler geeignet ist. «

Ernährung und Tinnitus

Wenn wir uns in unserer westlichen Welt ausgewogen ernähren und unser Idealgewicht halten, brauchen wir keine Angst vor Mangel an Stoffen und Substanzen zu haben. Auf dem »Tinnitus-Markt« gibt es unzählige Angebote für Spurenelemente, Vitamine und Nahrungsergänzungsmittel gegen den Tinnitus. Aber es gibt keinen Grund, bei Tinnitus Nahrungsergänzungsstoffe zu nehmen, außer Sie befinden sich in einer körperlichen Ausnahmensituation, wie z.B. Schwangerschaft, Leistungssport, schwere, konsumierende Erkrankungen, Stoffwechsel- oder Verdauungsstörungen. Hier ist der Hausarzt gefragt, um die hormonelle Situation (z.B. Schilddrüse) und den Stoffwechsel zu überprüfen. Daraus kann in seltenem Fall die Notwendigkeit zur Gabe von Zusatzstoffen bestehen.

Im Service finden Sie einige Buchempfehlungen zum Thema Ernährung (Seite 183), die allgemein zu einer gesunden Lebensweise beitragen und sich damit auch positiv auf die Tinnitus-Behandlung auswirken.

Individuell entspannen

Bei Tinnitus sollte man Entspannungsverfahren mit neutralen Geräuschen verbinden, damit der Tinnitus sich in Stille nicht in den Vordergrund drängen kann. Hierfür gibt es nützliche Apps, die z.B. Regengeräusche produzieren.
So mancher kann mit den klassischen Entspannungsverfahren nichts anfangen, fühlt sich damit aggressiv und wird eher unruhiger. Dies ist nichts Negatives und soll nicht zu Schuldgefühlen führen, weil »es nicht klappt«. Hier ist möglicherweise Entspannung durch körperliche Aktivität (Sport) der bessere Weg.

Sport und Tinnitus

Jeder Sportler weiß, dass regelmäßig betriebener Sport euphorisiert, also die Laune hebt. Während der Aktivität werden im Körper Morphium-ähnliche Stoffe, die Endorphine, gebildet. Beim Tinnitus-Patienten können sie die Psyche enorm stabilisieren. Darüber hinaus erhöht körperliche Betätigung die im Gehirn ankommende Sauerstoffmenge um bis zu 30 Prozent und führt so zu einer deutlichen Steigerung der geistigen Leistungsfähigkeit. Körperliche Aktivität verstärkt eine positive Lebenseinstellung und wird erfolgreich zur Krankheitsbewältigung und sozialen (Wieder-)Eingliederung eingesetzt. Sportliche Betätigung beeinflusst etliche psychische und körperliche Vorgänge positiv.

Sport
- unterstützt den Abbau von Adrenalin, Fetten und Zucker
- reguliert den Cholesterinstoffwechsel
- steigert das Wohlbefinden (auch eine Wirkung der Endorphine)
- hilft bei der Gewichtskontrolle
- verbessert den Schlaf
- verbessert die Selbstzufriedenheit
- steigert das Selbstbewusstsein
- hilft entscheidend mit bei der Entspannung
- lenkt vom Tinnitus ab
- aktiviert das Immunsystem
- verbessert die Hirnleistung

Manche Tinnitus-Betroffene berichten, dass ihr Ohrgeräusch bei sportlicher Betätigung lauter wird. Dies beruht auf der Aktivierung des Adrenalinsystems, das auch unsere Ohren empfindlicher macht. Ein natürlicher Vorgang, denn wir brauchen zunächst etwas Adrenalin, um sportliche Leistung zu erbringen. Nach getaner Körperarbeit sollte der Tinnitus aber leiser werden, denn Sport ist ein sehr guter Adrenalinverbrenner. Ist dies nicht der Fall, muss das sportliche Verhalten nochmals unter die Lupe genommen werden!

Folgende Sportarten eignen sich besonders gut:
- Walking, Nordic Walking
- Jogging
- Skaten
- Klettern/Bouldern
- Skilanglauf
- Fahrradfahren
- Schwimmen
- Wandern

Heute ist gesichert, dass Bewegungsmangel einen Risikofaktor für Herz- und Gefäßkrankheiten darstellt. Umgekehrt kann durch körperliche Aktivität Herz-Kreislauf-Krankheiten vorgebeugt werden, zu denen auch Durchblutungsstörungen des Innenohres gehören. Speziell für Tinnitus-Betroffene ohne Begleiterkrankungen sind Sportarten nützlich, die eine hohe Bewegungskomponente (dynamisch) und eine niedrige statische Belastung enthalten.

Wie fange ich es an? Empfehlenswert ist ein dosiertes Aufbautraining unter Anleitung eines Trainers, besonders bei denjenigen, die im höheren Alter neu mit Sport beginnen. Diesen Personen ist zu raten, einem Verein beizutreten, der über entsprechend ausgebildete Trainer verfügt.

So trainieren Sie richtig!
- Richtwert der Trainingsherzfrequenz (Puls): 180 minus Alter in Jahren pro Minute.
- Schwerpunkt des Trainings: Ausdauertraining mit dynamischer Belastung großer Muskelgruppen (z. B. Radfahren, Laufen, Schwimmen). Dieses Training kann ergänzt werden durch Training von Flexibilität mit Dehnungsübungen, Koordinations- und Kraftschulung (unbedingt unter Anleitung!).

Vorher zum Body-Check!

Wenn Sie bislang wenig oder gar keinen Sport betrieben haben, sollten Sie sich einer Vorsorgeuntersuchung unterziehen, bevor Sie mit einem regelmäßigen Sportprogramm beginnen, besonders, wenn Sie über 40 Jahre alt sind oder wenn Risikofaktoren wie Herz- oder Stoffwechselkrankheiten usw. vorliegen.
Bei diesem Body-Check untersucht der Arzt vorrangig den Bewegungsapparat, die Funktion des Herzens, des Kreislaufs und der Lungen. Eine Belastungsuntersuchung am Fahrradergometer, bei der ein EKG geschrieben wird, muss in diese Untersuchung miteinbezogen werden.
Lassen Sie alle zwei Jahre, spätestens aber alle fünf Jahre eine Wiederholungsuntersuchung durchführen. Sind bereits Herz-Kreislauf-Störungen bekannt (ein besonders wichtiger Grund für regelmäßige sportliche Aktivitäten), sollten Sie sich dieser Untersuchung jährlich unterziehen.

- Als Energieumsatz sollten 1500–2000 Kilokalorien pro Woche angestrebt werden, auf zwei bis drei Stunden Training pro Woche verteilt. Auch ein geringerer Trainingsumfang ist allgemeinmedizinisch und krankheitsvorbeugend wirksam!
- Die Belastungsintensität sollte unterhalb der Ausdauerleistungsgrenze liegen (zeitlich ca. 80 Prozent der Dauerleistungsgrenze oder 70–75 Prozent der maximalen Herzfrequenz).
- Die Belastungsdauer sollte mehr als 20 Minuten pro Trainingseinheit betragen, möglichst zwei- bis dreimal pro Woche.
- Verlauf des Trainings: Belastung fünf Minuten, Erholung ein bis drei Minuten als Intervallbelastung.
- Die Belastung sollte pro Monat um 5–10 Prozent gesteigert werden.
- Weniger ist mehr!
- Eine sportärztliche Untersuchung sollte vor Trainingsbeginn, dann einmal jährlich (mindestens alle zwei Jahre) erfolgen.
- Auch im Alter kann wirksam trainiert werden! Der Schutz vor Herz- und Gefäßkrankheiten und die Unterstützung der Stoffwechselvorgänge lassen den Sport gerade im Alter zu einer der wichtigsten Vorsorgemaßnahmen werden.
- Die beste Zeit zum Sporttreiben ist der späte Nachmittag. Muskelkraft, körperliche Beweglichkeit und Sauerstoffaufnahme der Muskulatur erreichen ihren Höhepunkt um diese Tageszeit. Die

meisten Weltrekorde werden daher nachmittags und abends aufgestellt.

- Die meisten örtlichen Sportvereine bieten mit bewährten Übungsleitern zahlreiche Sportprogramme zur Gesunderhaltung und bei Krankheit an.
- Besonders im Frühjahr ist es gefährlich, unkontrolliert mit sportlicher Betätigung zu beginnen, die anfangs meist übertrieben wird. Das aufbauende und konstante Training bietet die beste Wirkung!
- Achten Sie bei Fitnesszentren auf eine gute Anleitung unter sportmedizinischen Gesichtspunkten. Vor allem ein unkoordiniertes Krafttraining kann zu Schäden führen. Die Fitnesszentren verfügen über Gütesiegel, die Sie gezielt erfragen sollten. Einige werden vom deutschen Sport-Ärztebund (Deutsche Gesellschaft für Sportmedizin und Prävention) empfohlen.
- Scheuen Sie sich nicht davor, Kontakte zu knüpfen – auch das lenkt vom Tinnitus ab!

Etwas für den Körper tun!

Bis in die jüngste Zeit hinein schien – von den Wissenschaften aus betrachtet – das Gehirn sozusagen »entleibt«. Die Gehirnforschung stellte den „zentralen Computer« in den Mittelpunkt des menschlichen Geschehens, den Körper lediglich als »Hardware« betrachtend. Wir sind heute eines Besseren belehrt: Das Gehirn kann sich in seinen hohen und komplexen Funktionen nicht ohne einen gesunden und aktiven Körper weiterentwickeln und wir können nicht losgelöst von unseren sozialen Kontakten leben.

In schwierigen Lebensphasen, also auch im Kampf mit dem Tinnitus, können wir also nicht »mit dem Kopf« raus aus der Bredouille! Um Umstrukturierung und Veränderung zum Positiven zu bewirken, müssen wir uns auch um den Körper bemühen und (positive!) soziale Kontakte aufleben lassen bzw. pflegen. Unter dem Begriff »Körpertherapien» werden diejenigen Therapieformen zusammengefasst, die im Sinne der so wichtigen ganzheitlichen Behandlung dem Körper guttun sollen. Diese Therapien wirken also nicht spezifisch auf das Hörsystem, sondern unspezifisch positiv auf das gesamte Körperempfinden und werden damit dem Anspruch gerecht, den gesamten Organismus positiv umzustrukturieren. Während die sportliche Betätigung aktivierende und entspannende Wirkungen zeigt, sind die nachfolgenden Körpertherapien eher entspannender Natur. Ihre Ausübung kann in manchen Fällen erst die Voraussetzungen für eine spätere sportliche Betätigung schaffen.

Die erreichbare Entspannung wirkt sich z. B. auf die Muskulatur der Halswirbelsäule, der Kiefergelenke aus; sie führt jedoch auch dazu, dass Sie sich einfach wohlfühlen, eine Quelle positiven Empfindens für sich auftun und Ihren Körper ganz neu entdecken. Somit sind die Körpertherapien nützlich für Stressabbau und die emotionale Entkoppelung vom lästigen Ohrensausen.

Therapiewahl – Worauf Sie achten sollten

Der Erfolg der Körpertherapien ist von mehreren Faktoren abhängig:

Die innere Bereitschaft, sich auf die Therapie und die Entspannung einzulassen. Persönliche Neigungen und Abneigungen spielen bei der Akzeptanz der jeweiligen Körpertherapie eine große Rolle. So empfindet der eine oder andere Patient z.B. eine Körpertherapie als unangenehm, die mit Partnerübungen verbunden ist oder stark suggestive Einflüsse hat, und bringt daher nicht die nötige Motivation auf. Gewinn bringt die Körpertherapie immer dann, wenn der Patient aktiv mitarbeitet und lernt, die Methode unabhängig von einem Lehrer zu Hause durchzuführen. Am besten noch mit einem Übungspartner.

Die Persönlichkeit des Therapeuten. Bei jeder Behandlung spielen Placebowirkungen eine Rolle (placebo, lat.: »ich werde gefallen«). Damit ist gemeint, dass die Erscheinung des Therapeuten und seine Ausstrahlung den Erfolg einer Therapie mitbestimmen (oder sogar ausschließlich bestimmen). Zu- oder Abneigungen gegenüber dem Therapeuten müssen deshalb als normale zwischenmenschliche Erscheinungen akzeptiert werden, ohne als gut oder schlecht gewertet zu werden.

Die Umgebung. Nicht unberücksichtigt bleiben darf die Umgebung der Schulung, die ebenfalls die Motivation des Patienten positiv beeinflusst, und schließlich die Gruppengröße und die Zusammensetzung der Gruppe.

Viele Körper- und Entspannungstherapien, die Sie im Folgenden finden, werden von Volkshochschulen und auch von Krankenkassen angeboten. Zum Teil werden die Kosten auch von den Krankenkassen übernommen. Deshalb lohnt es sich meistens, bei diesen Institutionen anzufragen. Je nach Neigung des Patienten und je nach Belastung durch das Ohrgeräusch kann aber auch eine Einzeltherapie notwendig werden.

Alexander-Technik

Dieses Verfahren wurde von dem Australier M. Alexander entwickelt. Dabei werden die richtige Bewegung und Haltung des Körpers erlernt, da beide im direkten Zusammenhang mit Krankheit und Gesundheit gesehen werden. In strengen Lektionen wird der Patient mit den Richtlinien zur korrekten Körperhaltung und Bewegung vertraut gemacht. Er erhält eine intensive Körperschulung und lernt, sehr genau auf die Körperkontrolle zu achten.

Die Alexander-Technik beschäftigt sich aber auch mit der richtigen Ernährung, die auf den allgemein gültigen Empfehlungen beruht: nicht zu fett, wenig Fleisch und Wurst, Verzicht auf chemisch behandelte Nahrungsmittel. Die Alexander-Prinzipien werden von speziell dafür ausgebildeten ÄrztInnen oder PhysiotherapeutInnen vermittelt.

Atemtherapie

Die Schulung der richtigen Atmung ist wichtiger Bestandteil verbreiteter Körpertherapien. Falsche Atemtechnik kann zu vielen Beschwerden führen und beeinflusst auch den Bewegungsapparat negativ. Die richtige Atemtechnik und die Konzentration auf die Atmung bewirken eine allgemeine Entspannung. Atemtherapie ist daher besonders bei Schlafstörungen sehr nützlich. Die Atemtherapien werden von PhysiotherapeutInnen und MasseurInnen gelehrt, sie sind aber auch fester Bestandteil des Yoga und des Autogenen Trainings.

Die Tinnitus-Atemtherapie nach Holl Die Übungen sollen tinnitusbegleitenden Symptomen wie Stimmungsschwankungen, Ängsten und Rückzug aus dem Arbeits- und Privatleben entgegenwirken, die Persönlichkeit stärken und das Selbstbewusstsein erhöhen. Die in den Alltag zu integrierenden Übungen sollen die Patienten in die Lage versetzen, die Intensität der Symptome zu beeinflussen. Die Tinnitus-Liga gibt nähere Auskünfte.

Autogenes Training

Bei der Behandlung von Tinnitus-Patienten spielt das Autogene Training eine große Rolle. Durch Beeinflussung der Gedankenwelt (Selbstsuggestion) lernt der Anwender, die Gliedmaßen, das Herz-Kreislauf-System und das vegetative Nervensystem zu entspannen und zu beruhigen. Das Autogene Training kann in Wochenkursen erlernt und sollte täglich angewandt werden. Der positive Effekt tritt meistens erst nach monatelangem Üben auf, ist dann jedoch von nachhaltiger Wirkung. Autogenes Training immunisiert gegen Stress, baut negative Gedanken ab, erhöht die Belastbarkeit, verbessert Ein- und Durchschlafen und löst Ängste. Im Hinblick auf die Ohrgeräusche kann das Autogene Training helfen, von der inneren Fixierung auf die Ohrgeräusche loszukommen und über sie hinwegzuhören. Diese Therapie ist daher auch im Rahmen der Tinnitus-Bewältigung sehr willkommen.

Biofeedback

Joe Kamiya, ein Amerikaner, war der Entdecker des Biofeedbacks. Er stellte fest, dass der Mensch seine Gehirnaktivität selbst beeinflussen kann, unterstützt durch spezifisches Training an einem Gerät, das die Gehirnströme aufzeichnet und sichtbar macht. Das technische Gerät misst also Körperfunktionen und gibt dem Patienten ein positives Signal, wenn er richtig übt. Dadurch wird das Übungsziel positiv verstärkt. Das Biofeedback wird heute nicht nur zur Messung von Gehirnströmen verwendet, sondern auch zur Kontrolle des Entspannungszustandes bestimmter Muskeln und Muskelgruppen. Da das Biofeedback immer an ein technisches Gerät gebunden ist, ist die Anwendung der Therapie weitgehend Kliniken vorbehalten. Bei Tinnitus-Patienten ist das Muskel-Biofeedback zu empfehlen, wenn die Muskulatur des Nackens und des Kiefergelenks stark verspannt ist.

Feldenkrais-Therapie

Die Körpertherapie nach Feldenkrais, einem israelischen Physiker, versteht sich als aktiver Lernprozess, der beim »Studenten« ein hohes Maß an Motivation, Interesse und Neugier an seiner persönlichen Entwicklung voraussetzt. Die Methode macht sich das große Lernpotenzial des Menschen zunutze, um gewohnheitsmäßige, die Vitalität einschränkende Bewegungs- und Verhaltensmuster bewusst zu machen und aufzubrechen.

Der Zusammenhang von Denken, Spüren, Wahrnehmen und Bewegen wird in z. T. ungewohnten, sanften und langsamen Bewegungen entweder in Einzelbehandlungen oder im Gruppenunterricht erforscht. Den Teilnehmern wird durch präzise strukturierte Bewegungsabläufe und verbale Erklärung ein intensives Körperbewusstsein vermittelt. Der Kreativität und Spontaneität sind bei der Auswahl und Durchführung der Körperübungen keine Grenzen gesetzt. Die neugefundene Bewegungsfreiheit führt zur Lösung chronischer Muskelverspannungen, Verminderung von Schmerzen, zu einer verbesserten Haltung und zu umfassendem körperlichen und psychischen Wohlbefinden.

»Genusstraining«

Das, was Verhaltenstherapeuten auch im professionellen Bereich als Genusstraining bezeichnen, ist eine der wichtigsten Maßnahmen, die der von Tinnitus Geplagte selbst durchführen kann und muss!

Viele Tinnitus-Betroffene sind von ihrem Leiden erschöpft und niedergeschlagen. Sie ziehen sich zurück und laufen Gefahr, sich dem Tinnitus mehr und mehr auszuliefern. Das Genusstraining besteht zunächst einmal darin, sich diese Tatsache bewusst zu machen. Sich wenigstens zeitweilig wieder aktiv am gesellschaftlichen Leben zu beteiligen und sich auf angenehme Dinge zu konzentrieren, ist eine der wichtigsten Maßnahmen zur Ablenkung von dem lästigen Begleiter. Anfänglich vielleicht noch schwierig, wird es mehr und mehr dazu kommen, dass »sich etwas Gutes tun« zu einer effektiven Ablenkung vom Ohrgeräusch und vielleicht zu seinem Vergessen führt.

Der folgende Katalog soll dazu nur Ideen geben. Die Auswahl einzelner »Genussartikel« muss jeder selbst bestimmen. Auch wenn in der aktuellen Situation das eine oder andere nicht mit dem positiven Empfinden wie früher verbunden ist, wird die Durchführung trotzdem empfohlen. Ein Genusstraining ist im wörtlichen Sinne als Training gemeint und jedes Training wird am Anfang Mühe kosten. Mit einem gewissen Trainingserfolg wird sich wieder positives Erleben mit den »Genüssen« verknüpfen lassen. Eine riesige Konkurrenz für den Tinnitus!

Gönnen Sie sich etwas Gutes!

- Treffen Sie sich wieder einmal mit Freunden.
- Gehen Sie gut essen.
- Gehen Sie ins Kino (bei einer bestehenden Lärmempfindlichkeit am Anfang durchaus mit Gehörschutz).
- Gehen Sie tanzen (bei bestehender Lärmempfindlichkeit am Anfang durchaus mit Gehörschutz).
- Unternehmen Sie eine Reise.
- Legen Sie sich ein Haustier zu.
- Lesen Sie ein spannendes Buch.
- Unternehmen Sie eine Wanderung.
- Genießen Sie einfach bewusst eine Tafel Schokolade.

Hydrotherapie

Die Behandlung mit Wasser (Hydrotherapie) in verschiedensten Anwendungsformen gehört zu den klassischen Naturheilmethoden. Sie wird seit Jahrtausenden eingesetzt und nimmt auch heute noch einen wichtigen Platz in der Heilkunde ein, vor allem in Kuranwendungen und im stationären Bereich. Obwohl sie streng genommen nicht zu den Körpertherapien, sondern zu den physikalischen Maßnahmen zählt, soll die Hydrotherapie wegen ihrer positiven körperlichen Effekte und ihrer unkomplizierten Anwendbarkeit hier ebenfalls erwähnt werden.

Kälte, Wärme und Hitze werden in Form von Güssen, Abreibungen, Wickeln, Waschungen, Moor- und Schlammbädern, Fangopackungen bis hin zur Sauna verabreicht. Diese Maßnahmen wirken beruhigend, stabilisieren das vegetative Nervensystem und fördern damit den Abbau von Stressfolgen. Es ist nützlich, wenn Tinnitus-Patienten einen Teil der Anwendungen nach einem Kuraufenthalt zu Hause fortsetzen, z. B. in Form kalter Waschungen und Güsse oder einer Sauna. Die positiven Wirkungen bleiben so auch im Alltagsleben erhalten und stabilisieren die körperliche und seelische Gesundheit.

Meditation

Die vor allem in Indien und im Fernen Osten seit Jahrtausenden geübte Kunst der Meditation hat sich mittlerweile auch im Westen ihren festen Platz erobert. Sie ist ein wesentlicher Bestandteil vieler anderer Techniken, wie z. B. des Yoga oder des Autogenen Trainings. Aber auch als selbstständige Körpertherapie wird die Meditation angewandt. Sie führt zur inneren Ruhe und ist nicht prinzipiell mit einer bestimmten Glaubensrichtung zu verbinden. Die Technik der Meditation beruht darauf, sich bewusst zu entspannen, innerlich auszuruhen und sich selbst kennenzulernen. Dabei lernen Sie, den Alltag und die Welt um sich herum unberücksichtigt zu lassen. Richtige Meditation ist eine Art Selbsthypnose. Sie kann durch fachmännische Anleitung erlernt werden und ist vor allem bei Ängsten, Schlaflosigkeit, Stress und psychischer Labilität erfolgreich. Sie sollte als Bestandteil anderer Therapien, z. B. in Kombination mit dem Autogenen Training, angewandt werden.

Progressive Entspannung nach Jacobson

Diese Methode ist ein Klassiker unter den Entspannungstechniken. Sie baut die Folgen übermäßigen Stresses ab und ist deshalb bei allen körperlichen und psychosomatischen Beschwerden nützlich, aber auch in Phasen der Trauer und bei Schlaflosigkeit. Das Übungsprogramm beginnt mit gezielter Muskelanspannung, damit die darauffolgende Entspannung bewusst erlebt werden kann. Neben der Entspannung wird auch eine verbesserte Atemtechnik gelehrt. Die progressive Entspannung nach Jacobson ist relativ einfach zu erlernen. Der positive Effekt tritt allerdings auch hier erst ein, wenn die Methode zu Hause konsequent angewandt wird.

Tai-Chi

Die bei uns auch als »Schattenboxen« bekannten fernöstlichen und in China als »Volkssport« betriebenen Bewegungsübungen vereinigen Atmung und Bewegung in einem strengen Ritual. Tai-Chi wirkt in dieser Anwendungsweise entspannend und fördert die Körperkondition und -koordination. Damit stabilisiert es unspezifisch bei Nervosität und psychischen Problemen. Einer Umfrage der Deutschen Tinnitus-Liga zufolge profitierten alle Tinnitus-Patienten, die Tai-Chi erlernten, gut von dieser Methode.

Yoga

Neben dem Autogenen Training ist Yoga in unserer Kultur die am weitesten verbreitete Körper- und Bewegungslehre. Sie umfasst körperliche Selbsterziehung, Konzentrationslehre, Sport, Atmung und Entspannung sowie eine Reihe von Körperübungen und Meditation für Geist und Körper. Yoga stammt aus Indien wird dort schon seit Jahrtausenden ausgeübt. Den Westen eroberte sich diese »Methode« erst in den 1950er Jahren.

Es gibt sehr viele Arten von Yoga, die Variationen hängen von der jeweiligen Ausbildung des Yogalehrers ab. Die Ausbildung ist allerdings nicht geregelt, sodass man, wie bei jeder anderen Körpertherapie auch, Yogalehrern mit unterschiedlicher Motivationskraft und Ausstrahlung begegnet. Auch hängt es vom Lehrer ab, inwieweit fernöstliche Philosophien und religiöse Lehren in die Übungen mit einfließen und andere Lebensbereiche wie Ernährung und Partnerschaft berührt werden. Eine verantwortungsvolle Lehrkraft wird die Anpassung dieser fremden fernöstlichen Einflüsse an unsere Kultur ohne Zwänge für die Ausübenden durchführen können. Dann ist Yoga als weitere hervorragende Körpertherapie gerade auch für Tinnitus-Betroffene zu empfehlen. Sie werden sehen, wie schnell Sie durch regelmäßiges Yoga stressresistenter und entspannter werden!

Alternative Methoden bei Tinnitus

Mit dem Begriff »alternative Heilverfahren« werden diejenigen Therapieformen beschrieben, die nicht nach den wissenschaftlich untersuchten Methoden der westlichen Schulmedizin arbeiten. Manche Therapien, wie z. B. die Akupunktur, haben aufgrund ihrer breiten, langjährigen Anwendung und der damit verbundenen Erfahrungen schon ihren festen Platz in unserer Medizin bekommen. Sie wirken »alternativ«, da ihre Wirkung mit anerkannten Theorien teilweise nicht erklärt werden kann. Allgemein wird die Selbstheilung des Körpers angeregt, statt die Heilung durch Medikamente oder Operationen zu »erzwingen«.

Die angebotenen Ergebnisse der verschiedenen Methoden sind kritisch zu sehen und einzuordnen. Die »Besserung« eines Tinnitus darf nicht nur auf das Symptom Tinnitus bezogen werden, sondern muss auch berücksichtigen, ob das Leben mit dem Ohrgeräusch positiv beeinflusst wurde. Bei der Therapie des akuten Tinnitus muss jeder »Erfolg« dahingehend hinterfragt werden, ob es sich nicht um eine Spontanheilung handelte oder ob im Sinne der Bewältigung bei der zentralen Verarbeitung bereits ausgleichende Prozesse eingesetzt haben.

Ein Teil der alternativen Therapien wird von der Schulmedizin abgelehnt, meist deswegen, weil diese Therapien von falschen Voraussetzungen ausgehen, gesicherte Erkenntnisse über die Funktion gesunder und kranker Organe nicht berücksichtigen oder mit exakter Methodik gewonnene Ergebnisse falsch bzw. einseitig interpretieren. Ein Vorwurf betrifft häufig das fehlende Bemühen um eine Beweisführung. Die Vertreter alternativer Behandlungsmethoden berufen sich auf langjährige Erfahrungen oder Schilderungen von Einzelbeobachtungen. Ergebnisse exakter vergleichender Therapiestudien, die diese Erfahrungen untermauern, werden selten vorgelegt.

Worauf Sie achten sollten

Ein chronisches Ohrgeräusch kann auch mit alternativen Methoden nicht beseitigt werden, deshalb müssen Sie gerade diese Methoden in der Behandlung chronischer Ohrgeräusche kritisch überprüfen. Leider lässt sich beobachten, dass die Therapieangebote für chronischen Tinnitus, wie bei anderen chronischen Krankheiten auch, ausufern und offensichtlich hauptsächlich am wirtschaftlichen Gewinn des Therapeuten ausgerichtet sind. Der Patient greift nach jedem Strohhalm und ist oft nicht kritisch genug.

Die Bewertung der verschiedenen Methoden können Sie am ehesten durch Befragen von Patienten, bei denen eine derartige Methode angewandt wurde, vornehmen. In Selbsthilfeorganisationen und -gruppen ist dies ein wichtiges Thema. Dabei gilt es, folgende Wirkprinzipien zu beachten:

- Jede Therapie, auch die der Schulmedizin, enthält einen sogenannten Placeboeffekt, der, unabhängig von der Wirksamkeit des Verfahrens selbst, durch das Charisma des Arztes, die Art seiner Zuwendung und seiner positiven Ausstrahlung einen unschätzbaren Wert für die Bewältigung chronischer Krankheiten wie des chronischen Ohrgeräusches haben kann. So kann den alternativen Heilmethoden unter diesem Gesichtspunkt durchaus eine positive Wirkung zugesprochen werden.
- Das zweite Element der therapeutischen Wirksamkeit mancher Methoden beruht auf einer ausgesprochen suggestiven Wirkung, die gerade in Bezug auf die Bewältigung und Kompensation eines Ohrgeräusches sehr positiv sein kann (hierunter fällt z.B. die Hypnose).
- Eine dritte Wirkungsweise stellt die positive Beeinflussung der Körperenergien und der Selbstheilungskräfte dar.

Therapieformen, die auf diesen Prinzipien beruhen, müssen dann konsequenterweise nicht als alternativ, sondern als komplementär (ergänzend) zu schulmedizinischen und psychologischen Behandlungsmaßnahmen gesehen und angewandt werden.

Akupunktur

Die Akupunktur gehört zu den anerkannten Naturheilmethoden. Sie entwickelte sich aus fernöstlichen Philosophien von Krankheit und Gesundheit, die für den westlichen Menschen nicht ohne Weiteres verständlich sind. Die Erfolge einer Akupunkturbehandlung verschiedenster Krankheitsbilder werden immer häufiger wissenschaftlich untersucht. Sehr exakt durchgeführte Studien zeigen, dass ein chronisches Ohrgeräusch durch die Akupunktur zwar nicht beseitigt, die Begleitsymptome wie Schlaflosigkeit, Konzentrationsstörungen und andere jedoch positiv beeinflusst und das Geräusch gelindert werden kann. Diese Anwendung hat also beim chronischen Ohrgeräusch ihren Sinn.

Empfohlen wird anfangs zwei- bis dreimal wöchentlich eine Behandlung, später eine Behandlung wöchentlich. Abgeraten wird von der Elektro-Akupunktur (nicht zu verwechseln mit Laser-Akupunktur!)

am Ohr, da sie unter kontrollierten Bedingungen die Ohrgeräusche teilweise verschlechtert hat. Therapeuten, die eine entsprechende Ausbildung haben, sollten auch Erfahrungen in der Tinnitus-Behandlung vorweisen können.

Aurikulotherapie (Ohrakupunktur)

Auch die Aurikulotherapie ist eine Akupunkturvariante, bei der ausschließlich am Ohr lokalisierte Punkte behandelt werden. Es werden nicht nur Nadeln verwendet, sondern auch Massage, Magnetstäbchen, elektrischer Strom und Laserlicht. Die Therapie beruft sich auf die Behandlung von Reflexzonen und Energiezonen am Ohr. Auch Diagnostik ist über die Ohr-Akupunkturpunkte möglich. Bei Tinnitus ist die Wirksamkeit zweifelhaft.

Akupressur

Bei dieser Variante der Akupunktur werden die Akupunkturpunkte nicht mit der Nadel gestochen oder mit dem Laser stimuliert, sondern mit der Fingerkuppe massiert. Die Wirksamkeit dieser Therapie wird vielfach angezweifelt, klinische kontrollierte Studien liegen nicht vor. Vorteilhaft ist bei der Akupressur, dass der Patient diese Therapie an sich selbst durchführen kann.

Ayurveda

Die »Gesundheitslehre« des Ayurveda stammt aus Indien und ist unserem Kulturkreis sehr fremd. Der Ayurveda-Arzt erwartet von seinem Patienten ein großes aktives Engagement für die Therapie und strikten Gehorsam. Diese umfasst neben Fasten unter anderem auch verschiedene Ernährungsvorschriften, Yoga,

Angebote prüfen!

Sehen Sie eine angebotene Therapieform unbedingt als kritisch an, wenn sie

- als »monomane« (in etwa: einzig wahre) Heilmethode angewandt wird,
- eine starke und dauerhafte Abhängigkeit des Patienten vom Therapeuten schafft,
- eine völlige Beseitigung des Tinnitus verspricht und/oder
- ganz offensichtlich dem größtmöglichen Gewinn eines Therapeuten dient.

Die Tinnitus-Liga hat eine Fülle von Erfahrungen ihrer Mitglieder mit den verschiedensten Therapien gesammelt. Fragen Sie dort nach, bevor Sie sich auf eine kostspielige Therapie einlassen!

Farb-, Atem-, Klang- und Musikelemente. Einige Elemente der ayurvedischen Medizin werden an Tinnitus-Kliniken und von Heilpraktikern eingesetzt.

Ayurveda-Therapien werden hierzulande oft als »Wellness« angeboten. Das ist diese Medizin absolut nicht – sie hat genauso ihre Nebenwirkungen. Deshalb erkundigen Sie sich genau nach der Erfahrung des betreuenden Arztes und lassen Sie sich nach einer ayurvedischen Diagnostik erst mal ausführlich beraten.

Bach-Blüten-Therapie

Die Bach-Blüten-Therapie ist in gewisser Hinsicht eine Form der Kräuterheilkunde, deren Prinzipien allerdings denen der Homöopathie ähneln. Die Wirkung und das Prinzip sind suggestiv und kaum mit einer spezifischen pflanzlichen Wirkung vergleichbar. Edward Bach (1880–1936) entdeckte die Heilkraft gewisser Blüten und anderer Pflanzenteile, die er in Wasser einlegte.

Die Wirkung dieser Heilmittel beruht darauf, eine gestörte Harmonie zwischen der Persönlichkeit und dem Gemütszustand einer Person wiederherzustellen. Deshalb richtet sich die Bach-Blüten-Therapie vor allem auf die Heilung emotionaler und psychischer Störungen.

Die Wirkung der Bach-Blüten

Diese Therapie ist völlig unschädlich. Ein positiver Effekt in der Behandlung chronischer Ohrgeräusche beruht vermutlich auf der Placebowirkung und der charismatischen Beeinflussung durch den Therapeuten. Unter diesem Gesichtspunkt kann sich die Bach-Blüten-Therapie bei Patienten, die in dieser Richtung empfänglich sind, positiv auf die Kompensation von Ohrgeräuschen auswirken.

Elektrotherapie des Ohres

Da die Abläufe im Innenohr mehr oder weniger auf elektrischer Weiterleitung von Impulsen beruhen, liegt die Möglichkeit nahe, diese Vorgänge durch elektrischen Strom therapeutisch zu beeinflussen. Aus dieser Überlegung heraus sind derzeit einige Studien im Gange, die sich mit der Elektrostimulation des Ohres befassen. In Deutschland wurde eine Zeit lang die sogenannte Iontophorese propagiert, bei der durch Anwendung von Gleichstrom in Verbindung mit Lidocain im Gehörgang das Ohrgeräusch positiv beeinflusst werden sollte. Leider haben die Behandlungsergebnisse nicht das gezeigt, was erhofft wurde. Da zudem der apparative Aufwand hoch ist, wird diese

> **Vorsicht!**
>
> Über einen therapeutischen Nutzen und damit über eine breitere Anwendung kann derzeit noch nicht entschieden werden, daher sollte man der Elektrotherapie gegenüber sehr skeptisch sein.

Art der elektrischen Stimulation heute nicht mehr empfohlen.

Experimentelle Studien beschäftigen sich mit möglichst nahe am Innenohr implantierten (eingepflanzten) Elektroden. Diese Studien laufen derzeit in Japan und England.

Fußreflexzonenmassage

Diese Therapie geht davon aus, dass alle Organe Verbindungen zu bestimmten Zonen der Fußsohlen haben. Das sehr alte therapeutische System hat in China und Indien seinen Ursprung und ist vermutlich genauso alt wie die Akupunktur. Auch die moderne Wissenschaft, insbesondere die Neuroanatomie und Neurophysiologie, verlässt heute die Ansicht, dass zwischen den Organen und dem Gehirn starre Nervenverbindungen existieren. Vielmehr müssen wir annehmen, dass unser Nerven- und Organsystem wie ein Telefonsystem funktioniert. Das heißt, dass Querverbindungen aller möglichen Nervenstrukturen und Organe untereinander denkbar sind. Aufgrund dieser weitreichenden nervalen Quervernetzungen ergeben sich die Therapieerfolge, die allerdings häufiger in der Behandlung von Funktionsstörungen der inneren Organe zu finden sind als in Bezug auf Ohrgeräusche.

Bei dieser Therapie werden die Fußsohlen mit dem Daumen massiert, besonders die Stellen, an denen das erkrankte Organ repräsentiert ist. Die Massage kann sich auch bis über das Bein ausdehnen. Die Reflexzonenmassage wird vor allem als begleitende und unterstützende Therapie angewandt.

Die Behandlung ist schmerzlos, ungefährlich und angenehm und kann als begleitende Maßnahme hilfreich sein.

Homöopathie

In der Homöopathie soll im weitesten Sinne eine Heilung nicht durch ein Medikament »aufgezwungen« werden, sondern das gegebene Arzneimittel soll die Heilkraft des Körpers erhöhen. Das homöopathische Medikament dient als Informationsträger. Die enthaltene Substanz ist aufgrund einer hohen Verdünnung chemisch teilweise nicht mehr nachweisbar.

Homöopathie leistet gerade in der Behandlung der Begleitstörungen eines chronischen Tinnitus eine wertvolle Hilfe. Die homöopathische Behandlung als alleinige Therapie zur Kompensation eines Ohrgeräusches ist allerdings abzulehnen. Je nach Komplexität und Begleitsymptomatik dürfen andere Therapiemaßnahmen wie psychologische Beratung und Betreuung und Körpertherapien nicht vernachlässigt werden.

Die homöopathische Behandlung wird immer häufiger als Therapieform in Erwägung gezogen. Die Anwendung setzt jedoch sehr viel Erfahrung voraus. Im Mittelpunkt steht nicht die Krankheit, sondern der Mensch. Im diagnostischen Gespräch versucht der Homöopath, nicht nur die Krankengeschichte zu klären, sondern ebenfalls so genau wie möglich Informationen über die Lebensweise, die sozialen Umstände, die Konstitution und ganz besonders auch über die psychische Verfassung zu sammeln. Leider gibt es nur wenige ÄrztInnen, die über eine fundierte Erfahrung in der Schulmedizin und gleichzeitig in der Homöopathie verfügen. Ein solcher Arzt wäre jedoch der beste Ansprechpartner. Wer bestimmte Ausbildungsrichtlinien erfüllt, kann sich Homöopath nennen.

Ein Konflikt kann für den Patienten daraus entstehen, dass die klassische Homöopathie die gleichzeitige Anwendung bestimmter schulmedizinischer Maßnahmen und Medikamente verbietet. Dies führt zu einem Entweder-oder-Gefühl, das unglücklicherweise von einigen ÄrztInnen verstärkt wird. Eine solche Entwicklung ist ungünstig.

Hypnotherapie

Die Hypnose bei psychischen Beschwerden gehört im Grundprinzip nicht zu den alternativen Heilmethoden. Sie darf nicht als Therapie an sich, sondern als Technik, als Hilfsmittel zu einer Therapie gesehen werden. Die Hypnotherapie hat ihren festen Platz in der Psychotherapie. Zur Tinnitus-Behandlung wurde die Hypnotherapie bereits in einigen Kliniken eingeführt, ihr positiver Effekt ist gut untersucht. Im ambulanten Bereich ist die Zahl der Therapeuten, die die Hypnose auf das Krankheitsbild Tinnitus anwenden, allerdings noch gering. Dies liegt zum Teil auch hier am Missverständnis, diese Behandlung solle das Ohrgeräusch vollständig verschwinden lassen.

Die Fähigkeit zur Hypnose hängt nicht ab von Begabung oder von übersinnlichen Kräften, sondern sie ist eine Technik, die man erlernen kann. Die weit verbreiteten Ängste von einer unkontrollierten Manipulierbarkeit sind unbegründet. Der Patient darf grundsätzlich davon ausgehen, dass während der Sitzungen nichts Unangenehmes oder Gefährliches geschieht, mit dem er nicht einverstanden wäre!

Die Hypnose kann bewirken, dass die Patienten ihr Ohrgeräusch als nicht mehr so störend empfinden. Beispielsweise kann das Ohrgeräusch durch Hypnose mit angenehmen Vorstellungen verknüpft werden. Die eher unspezifische, mit der Hypnose immer verbundene Entspannung löst Ängste. Durch eine verantwortungsvoll durchgeführte Anwendung bekommt der Patient eine Kontrolle über die negativen Attribute des Tinnitus und damit Freiräume für positive Gedanken und Maßnahmen. Als Hilfsmittel im Rahmen einer umfassenden Therapie kann diese Methode empfohlen werden. Besonders gut wirkt eine erlernte Eigenhypnose bei Einschlafstörungen.

Kinesiologie

Die Kinesiologie wird zu den manuellen Heilmethoden gerechnet. Sie ist inzwischen unter PhysiotherapeutInnen und auch MasseurInnen und HeilpraktikerInnen verbreitet. Auch einige ÄrztInnen und ZahnärztInnen arbeiten kinesiologisch. Grundlage der Kinesiologie ist die Idee, dass sich Funktionsstörungen in einer Schwäche bestimmter Muskeln oder Muskelgruppen äußern. Diese Muskeln erhalten dadurch zu wenig Energie (»Energieblockade«). Verschiedene Punkte im lymphatischen, neurovaskulären oder Meridiansystem können nun angeregt werden, um das Fließen der Energie wieder zu ermöglichen. Damit wird der Muskel oder das Organ wieder mit Blut und Energie versorgt. Auch emotionale Blockaden können durch den Therapeuten erfragt werden, damit sie sich anschließend positiv verarbeiten lassen.

Kinesiologie ist nicht als alleinige Therapie zu sehen. Sie wird – auch diagnostisch – von erfahrenen TherapeutInnen als »Instrument« im Rahmen einer ganzheitlichen Behandlung angewandt.

Kraniosakrale Technik

Die Kraniosakraltherapie ist eine besondere Technik der Osteopathie, die wegen ihrer großen Bedeutung für die HNO-Heilkunde gesondert besprochen werden soll. Die kraniosakrale Technik beschäftigt sich mit dem manuellen Diagnostizieren und Behandeln von Störungen der Beweglichkeit der Achse, die beim Schädelknochen beginnt, über die Wirbelsäule verläuft und am Kreuzbein endet. Sie beruht darauf, dass diese Knochen durch den Strom der Gehirn- und Rückenmarksflüssigkeit (Liquor) stetigen, geringen Bewegungen ausgesetzt sind, den sogenannten Pulsationen.

Diese Pulsationen sind tastbar, und die Vorstellungen der Kraniosakraltherapeuten von den zirkulatorischen Zusammenhängen der Liquorsysteme stimmen überraschend gut mit den entsprechenden Erkenntnissen der Schulmedizin überein. Finden diese Pulsationen nicht oder in pathologischem Umfang statt, so ist der Therapeut in der Lage, die Beweglichkeit der Schädelknochen durch sanfte Manipulationen wiederherzustellen. Solche Störungen finden sich nach allen Schädel-Hirn-Traumata, aber auch bei Menière-Kranken und bei chronischen Entzündungen der Siebbeinregion, einer besonderen Region der Nasennebenhöhlen.

Leider wurden weltweit erst sehr wenige Erfahrungen von HNO-Spezialisten gesammelt, die in der Lage sind, diese Therapie auf ihrem Gebiet mit zu beurteilen. Es ist möglich, dass diese Therapietechnik in ein paar Jahren große Bedeutung erlangen wird. Therapeuten mit abgeschlossener Ausbildung und fundierter Erfahrung in der Osteopathie und der kraniosakralen Technik sind noch rar. Sie sind am ehesten unter Orthopäden, Physiotherapeuten und gelegentlich Masseuren zu finden.

Die kraniosakrale Therapie ist ein absolutes »Muss« im Rahmen einer osteopathischen Behandlung, wenn entsprechende Störungen festgestellt wurden.

Neuraltherapie

Der deutsche Arzt Ferdinand Huneke entwickelte um 1920 die Neuraltherapie in ihrer heutigen Form. Grundlage der Methode ist die Annahme, dass verschiedene Störfelder oder Irritationszonen chronische Krankheiten unterhalten können. Ausgenutzt wird die Tatsache, dass innere Organe mit der Haut in funktionellem Zusammenhang stehen. Mithilfe der Neuraltherapie werden diese Störfelder über die entsprechenden Hautsegmente behandelt und von dort ausgehende krankmachende elektrische Impulse beseitigt. Hierzu werden lokal wirkende Betäubungsmittel (Anästhetika) injiziert.

Steht ein Symptom tatsächlich mit einem Störfeld in Verbindung, dann verschwindet es charakteristischerweise sofort. Auch lokale, nicht durch ein Störfeld unterhaltene Störungen, z. B. Muskelverspannungen, können neuraltherapeutisch gut behandelt werden. Bei Ohrgeräuschen eignet sich die Neuraltherapie daher besonders bei Störungen an der Halswirbelsäule und am Kiefergelenk.

Es ist zweckmäßig, die Neuraltherapie bereits in der Akutphase des Tinnitus anzuwenden.

Shiatsu

Shiatsu ist eine Massageform, die wahrscheinlich so alt ist wie die Akupunktur. Die Therapie gilt als eine Art Selbsttherapie. Sie ist jedoch nur nach einer gründlichen Ausbildung anwendbar. Zur Behandlung führt man eine leichte Massage bestimmter Punkte (Meridian-, Akupunkturpunkte) aus. Damit wird versucht, durch Stimulation die gestörten Energieströme wiederherzustellen. Es wird behauptet, dass eine sachkundig ausgeführte Shiatsu eine tiefe Wirkung habe. Wer sich gründlich ausbildet, kann sich auf verschiedene Art selbst massieren, sowohl zur Behandlung von als auch zur Vorbeugung gegen Beschwerden. Darin liegt ein großer Vorteil dieser Methode.

Tinnitus in der Geschichte

Der Blick zurück zeigt uns: Tinnitus gab es schon immer! Man kann Leidensgenossen in allen Epochen finden – auch sehr berühmte!

Ein Blick zurück

Die Historie demonstriert die Bemühungen verschiedenster Therapeuten, ein »Kraut« gegen den lästigen akustischen Begleiter zu finden – dies ist, wie wir wissen, bis heute erfolglos! Um das Ohr und bestimmte Ohreindrücke rankten sich von jeher Mysterien und Geschichten. Das Ohrensausen wurde in den verschiedensten Kulturen aber nicht als Krankheit oder lästiges Phänomen gesehen.

So wurden bei den Ägyptern bereits im 3. Jahrtausend v. Chr. Menschen, insbesondere Knaben, mit Ohrgeräuschen als Medien zu den göttlichen Wesen verehrt. In der Bibel wird Ohrensausen benutzt, um den Zustand äußersten Entsetzens zu schildern; z. B. heißt es im 1. Buch Samuel 3,11: »Und der Herr sprach zu Samuel: ›Fürwahr, ich werde in Israel etwas tun, sodass jedem, der davon hört, beide Ohren gellen.‹«

Ab Hippokrates beginnt Tinnitus eine medizinische Bedeutung zu bekommen. Umfangreiche Belege finden sich auch in den Schriften von Galen (130 bis 200 n. Christus), der erstmalig Ohrenklingeln als eigene Krankheit neben Schwerhörigkeit erwähnt. Bereits damals bestand die Therapie bei Ohrgeräuschen in der Abstumpfung der Empfindlichkeit des Gehöres durch Opium oder Madragorasaft. Nach Galen gab es Jahrhunderte, in denen sich die Medizin nicht weiterentwickelte. Tralles (525 bis 605 n. Chr.) schildert die Ursache von Ohrensausen in Beziehung zu einer reizbaren Empfindlichkeit des Gehörsinnes und bei Krankheiten des Gehirns. Bei den Arabern war es der christliche Arzt Mesue (ca. 1000 n. Chr.), der die Ohrgeräusche in Verbindung mit Schwächezuständen und fieberhaften Krankheiten brachte. Er führte eine Menge von Kräutern an, die als Instillation in die Ohren heilen sollten.

Vom 7. bis 13. Jahrhundert waren die Klöster die Domäne der Heilkunde und ein medizinischer Fortschritt ist in dieser Zeit nicht erkennbar. Erst die Schulen von Salerno und Montpellier ab dem 12. Jahrhundert führten zu einem Aufblühen der systematischen Medizin. Auch hier wird Tinnitus erwähnt, und zur Behandlung kamen innere und lokale Mittel aus dem Arzneischatz der Araber. Der bekannteste Forscher der frühen Neuzeit war wohl Paracelsus (1491 bis 1541), der Ohrgeräusche auch chirurgisch behandeln ließ. Ende des 17. Jahrhunderts waren die Forscher sich im Klaren, dass das subjektive Ohrgeräusch vom Hörnerv, vom Gehirn oder den Blutgefäßen herrühren kann. In der Literatur zeigt sich auch die Hilflosigkeit gegenüber diesem Phänomen. Es entstanden – wie bis heute – die abstrusesten Therapieempfehlungen und Kräutermischungen, die den gequälten Opfern helfen sollten. So findet man bei Deatatus (1628) z. B. folgendes Rezept: »Würmchen, die man im Eichenholz und in der Eichenrinde findet, etwa 20 an der Zahl, koche man im Öl von unreifen Oliven. Dann höhle man eine Zyklamenwurzel aus, fülle diese mit Öl, Rauten, Würmern so viel man finden kann, füge Bertrampulver hinzu, und zerstampfe dies in einem Mörser kräftig. Von diesem Saft träufle man einige Tropfen über neun Tage hin in die Ohren. Du wirst Wunderliches erleben!«

Die seriöse Medizin sah schließlich Tinnitus als eigenständiges Ohrsymptom an, meist in Verbindung mit einer Schwerhörigkeit oder nach einem Schädeltrauma. Die therapeutischen Empfehlungen wurden nun mit psychischer Dysfunktion in Verbindung gebracht, und es manifestierte sich die Hilflosigkeit der Ärzte und die Aussage gegenüber den Betroffenen »Damit musst du leben«. Diese Einstellung gegenüber den Tinnitus-Betroffenen und eine zudem aufblühende Quacksalberei bestehen leider teilweise bis zum heutigen Tag.

Berühmte Tinnitus-Patienten

In der Literatur, der Musikgeschichte, der Kunst und auch in der Politik gibt es immer wieder berühmte Persönlichkeiten mit Tinnitus. Dazu gehören z. B. Martin Luther, der wohl unter einem extremen Morbus Menière und Tinnitus litt, Ludwig van Beethoven, der schließlich sogar ertaubte, und Robert Schumann sowie Bedřich Smetana, der seinen Tinnitus in seinem Streichquartett »Aus meinem Leben« in Form eines schrillen hohen E verewigte. Auch Charles Darwin hat seinen Tinnitus in Form eines Tagebuches dokumentiert. Berühmte Künstler mit Tinnitus waren Francisco de Goya und auch Vincent van Gogh, der sich vermutlich wegen seines Tinnitus das rechte Ohr abgeschnitten hat, was in einem seiner berühmten Bilder zum Ausdruck kommt.

Auch so bekannte Persönlichkeiten wie Barbra Streisand, Neil Young, Pete Townshend, Eric Clapton, Charly Haden und Al Di Meola sind betroffen.

Schlusswort

Seien Sie sich bewusst: Wenn Sie dieses Buch aufmerksam durchgelesen haben, sind Sie ein Tinnitus-Spezialist geworden!

Dann hat das Buch sein Ziel erreicht: Sie so zu informieren, dass Sie eigenverantwortlich mit Ihrem Tinnitus umgehen können. Wenn Sie sich als TherapeutIn das Buch erarbeitet haben, hoffe ich, Ihnen eine aktuelle und fundierte Übersicht mit diagnostischen und therapeutischen Optionen an die Hand gegeben zu haben.

Auch wenn wir uns jetzt im letzten Kapitel dieses Buches befinden, sollte eines festgehalten werden: Zum Thema Tinnitus wird noch lange nicht das Schlusswort geschrieben! Die Ursachen der fehlerhaften funktionellen und strukturellen (pathophysiologischen) Vorgänge im Hörsystem sind so komplex, dass wir bisher noch nicht einmal alle verschiedenen Tinnitus-Arten auseinanderhalten und benennen können, um sie adäquat zu therapieren. Der Wissensstand über den »körperlichen« Anteil eines Tinnitus, also das, was wir als »medizinisch« diagnostizier- und behandelbar bezeichnen, ist geprägt von unserem derzeitigen Nicht-Wissen. Viel zu viele Fragen sind offen: nach der Entstehung, der Verarbeitung und auch der Kompensation eines Tinnitus, der medikamentösen Behandlung und den alternativen Heilmethoden. Neue »Tinnitus-Behandlungen« kommen fast täglich auf den Markt – ihr Ziel: den PatientInnen das Geld aus der Tasche zu ziehen und seriöse TherapeutInnen zu täuschen.

Die Geschichte der Medizin zeigt, wie sehr die Wissenschaft auch Irrglauben verfallen kann. Ein Beispiel: Über Jahrzehnte wurden Magengeschwüre operiert, schließlich wurde ein Kurwesen aufgebaut und die Patienten als psychosomatisch krank stigmatisiert – bis man feststellen musste, dass ein eigentlich harmloses Bakterium für die Krankheit verantwortlich ist!

Beim »psychischen«, heute treffender gesagt, »Software«-abhängigen Tinnitus-Anteil tappen wir erst recht im Dunkeln und beginnen nun langsam die Komplexität der Hirnfunktionen, ihre Plastizität, also Formbarkeit, und die zugrundeliegenden Kommunikationsstrukturen der Neurone zu begreifen. Als Betroffener oder Therapeut können Sie zur Lösung des Tinnitus-Problems beitragen, indem Sie dem Quer- und Andersdenken und neuen »Tinnitus-Therapien« kritisch gegenüberstehen. Benutzen Sie also Ihre Neurone kreativ. Wir sind alle, PatientInnen und TherapeutInnen, aufgefordert, die Betroffenheit der einen Gruppe, das Wissen der Forscher und die Erfahrungen der therapeutischen Gruppe zusammenzuführen, um Lösungen zu erarbeiten.

Service

Glossar

Angststörung. Neben der Depression häufigste psychische Begleiterscheinung bei Tinnitus; typisches Symptom: nächtliches Aufwachen mit lautem Ohrgeräusch; muss dringend einer psychologischen Diagnostik zugeführt werden. Die Behandlung einer Angststörung kann sehr effektiv medikamentös und verhaltenstherapeutisch durchgeführt werden.

Audiogramm. Hörkurve, die das subjektive Hörvermögen beschreibt; ein A. wird mittels einer Hörprüfung ermittelt, bei der das Hören bei Frequenzen von 125 bis 10 000 Hz bestimmt wird

Aufmerksamkeitsumlenkung. Wichtige Methode aus der psychologischen Tinnitus-Therapie, mit der verhindert werden soll, dass der Betroffene sich zu sehr auf den Tinnitus konzentriert. Dies geschieht durch ganz allgemeine Maßnahmen wie ins Kino gehen, Freundschaften pflegen, Urlaub planen, seinen Hobbys nachgehen etc.

Akustikusneurinom. Gutartiger (!) Tumor, ausgehend vom Hör- und Gleichgewichtsnerv; kann durch das Wachstum in seinem knöchernen Kanal den Hörnerv komprimieren und führt dann zu Tinnitus und Hörstörungen; muss nicht in jedem Fall operiert werden, da dieser Tumor sehr langsam wächst.

BERA (Brainstem Evoked Response Audiometry). Untersuchungsmethode, die die über das Hören entstandenen Hirnströme misst. Wichtige Methode zur objektiven Feststellung des Hörvermögens und auch zum Ausschluss eines Akustikusneurinoms.

Blutwäsche. Besondere Therapieform beim Hörsturz, bei der das zur Verklumpung des Blutes führende Fibrinogen aus dem Blut herausgewaschen wird. Die Indikation ist insbesondere bei akuter Ertaubung, bei massiven akuten Hörverlusten und auch z. B. Hörsturz in der Schwangerschaft zu diskutieren.

Bruxismus. Pathologisches Zähneknirschen. Verursacht Überlastung der Kiefergelenke und dann Ausbildung eines muskulären Tinnitus.

Cochlea. Hörschnecke, in der sich das Innenohr mit seinen Haarzellen befindet. Hier findet die Umwandlung der Schallwellen in elektrische Signale statt.

Cochlea Implant (CI). Elektrodensystem, das zum Teil in die Hörschnecke implantiert wird; wurde in den letzten Jahren bei kompletter Ertaubung verwendet. Der technische Fortschritt macht auch den Einsatz bei hochgradiger Schwerhörigkeit möglich.Patienten mit CI berichten häufig über eine Besserung ihres Tinnitus.

Coping. Eigenschaft, mit einer Situation zurechtzukommen, z. B. schlechte Traumata zu verarbeiten.

Kortison. Körpereigenes Hormon, das therapeutisch zur Abschwellung und Entzündungshemmung verwendet wird; wird standardmäßig beim akuten Tinnitus und auch beim Hörsturz eingesetzt.

Counseling bei Tinnitus. Den Tinnitus betreffende Beratung; erklärt in verständlicher Form die Ursachen, Therapiemöglichkeiten und die Reaktionen des Gehirns und dessen Verarbeitungsmöglichkeiten; enorm wichtig bei frischem Tinnitus. Ein gutes Counseling beim akuten Tinnitus kann eine Chronifizierung verhindern; wichtigstes Element der Bewältigungstherapie.

Defokussierung. Ablenkung von einer krampfhaften Wahrnehmung eines Tinnitus, d. h. des Hinhörens auf den Tinnitus, aber auch Ablenkung von negativen Gedanken, die mit dem Tinnitus verknüpft sind.

Dekompensierter Tinnitus. Tinnitus, der ein so großes Leiden verursacht, dass eine normale und glückliche Lebensführung nicht mehr möglich ist.

Depression. Wichtigste Komorbidität bei Tinnitus. Eine Depression kann zu Tinnitus führen, wird aber auch oft durch Tinnitus ausgelöst. Wird eine solche Depression nicht rechtzeitig erkannt, kommt es zu einer Verschlimmerung des Tinnitus und zu einem langen Leidensweg. Bei dekompensiertem Ohrgeräusch muss deshalb durch eine psychologische Diagnostik eine Depression rechtzeitig erkannt werden.

Deutsche Tinnitus-Liga. Größte europäische Selbsthilfegruppe;

die Liga unterstützt nicht nur Betroffene, sondern auch ÄrztInnen und Fachleute sowie andere Tinnitus-Therapeuten mit Ratschlag und Informationen.

Dysfunktionale Gedanken. Negative Gedanken (z. B. »Mit dem Tinnitus werde ich nie zurechtkommen«, »Das hat mir gerade noch in meinem Leben gefehlt«); beim Festhalten (Fokussieren) auf solche Gedanken wird Tinnitus lauter und eine Habituation kann nicht stattfinden.

Eigenhypnose. Leicht erlernbare Maßnahme, um kreisende Gedanken zur Ruhe zu bringen. Ideal als Einschlafhilfe.

Endolymphe. Flüssigkeit im zentralen Kanal des Innenohres.

Fokussierung. Konzentration auf den Tinnitus, auch z. B. das Festhalten an negativen Gedanken, die mit dem Tinnitus verknüpft sind.

Funktionelles MRT. Untersuchungsmethode, die neben den Strukturen des Gehirnes auch Stoffwechselvorgänge darstellt. Ein fMRT zeigt indirekt Tinnitus im Gehirn auf. Diese Untersuchungen werden im Rahmen der Hirnforschung bei Tinnitus eingesetzt.

Genusstraining. Pflege des eigenen Belohnsystems. Möglichkeiten sind z. B. Urlaub machen, Freunde besuchen, Essen gehen, wieder mal ins Kino gehen; wichtiges Grundprinzip zur Defokussierung, d. h. zur Ablenkung vom Tinnitus.

Haarzellen. Sinneszellen im Innenohr, die mechanische Reize in Nervenaktivität umwandeln; das eigentliche »Mikrofon« des Ohres, das die mechanischen Schallwellen der Umgebung in elektrische Impulse umwandelt, die wiederum vom Gehirn verarbeitet werden können. Pro Ohr findet man über 40 000 Haarzellen.

Habituation. Gewöhnung an einen Tinnitus; die meisten Tinnitus-Patienten gewöhnen sich spontan an ihr Geräusch und können es mit der Zeit »vergessen«. Bestimmte Habituationsverfahren werden hauptsächlich in Tinnitus-Kliniken und im ambulanten Bereich angewandt.

Hörsturz. Plötzlicher Hörverlust.

Hydrops. Pathologische Erhöhung des Wasserdrucks im Innenohr. Kann Schwindel verursachen und ein brummendes Ohrgeräusch sowie eine Störung des Hörens im Tieftonbereich. Vorstufe des Morbus Menière.

Hyperakusis. Überempfindlichkeit gegen Lärm und Geräusche; sehr häufige Begleiterscheinung bei Tinnitus und Schwerhörigkeit; häufig in Verbindung mit einer Angststörung.

Hyperbare Sauerstofftherapie (HBO). Aufenthalt in einer Überdruckkammer, um den Sauerstoffgehalt des Körpers zu erhöhen. Die h. S. kann ein bestehendes Sauerstoffdefizit im Körper ausgleichen und wird deshalb bei allen Erkrankungen mit Sauerstoffmangel angewandt; derzeit nicht von den Krankenkassen erstattet.

Katastrophisierende Gedanken. Extrem negative Gedanken (z. B. »Der Tinnitus macht mein Leben ganz kaputt!«, »Jetzt werde ich taub!«), die dazu führen, dass ein Tinnitus zum Leiden wird.

Knalltrauma. Durch ein akustisches Trauma (Knall, Schuss, Ohrfeige, laute Konzerte) ausgelöste Hörstörung mit Tinnitus; wird wie ein Hörsturz als Eilfall behandelt; Behandlung mit Kortison oder hyperbarer Sauerstofftherapie.

Komorbidität. Gleichzeitiges Vorhandensein zweier verschiedener Erkrankungen, die gegebenenfalls miteinander verknüpft sind, so z. B. Tinnitus und Depression oder Tinnitus und Angststörung.

Labyrinthanästhesie. Wird beim Morbus Menière durchgeführt. Dabei werden Lokalanästhetika ins Mittelohr gebracht, die von dort in das Innenohr und das Gleichgewichtsorgan gelangen. Diese Maßnahme soll zum Sistieren der Schwindelanfälle beim Morbus Menière führen.

Lasertherapie. Bestrahlung des Ohres oder des Trommelfelles mit Laserlicht; Wirksamkeit nicht bewiesen.

Limbisches System. Funktionseinheit im Gehirn, die für die Verarbeitung von Gefühlen verantwortlich ist. Die Strukturen des Limbischen Systems bilden einen doppelten Ring um die Basalganglien und den Thalamus.

Magnetstimulation. Neues, noch unter Experimentalbedingungen laufendes Therapieverfahren, bei dem bestimmte Hirnareale durch transkranielle Magnetstimulation gereizt werden. Zuvor muss dieses Hirnareal mittels funktionellen Kernspins als Tinnituszentrum identifiziert werden.

Masker. Auch als Noiser bezeichnet; ein Gerät, das – ähnlich wie ein Hörgerät – in der Ohrmuschel oder hinter dem Ohr getragen wird. Es produziert ein »medizinisches Rauschen«, das im Sinne der Bewältigungstherapie vom Tinnitus ablenkt und die Hörbahn im Gehirn beruhigen kann. Das Gerät wird im

Sinne der Bewältigungstherapie eingesetzt und prinzipiell leiser eingestellt als der Tinnitus (Teilmaskierung). Im Fachjargon werden diese Geräte auch Noiser genannt.

Misofonie. Bezeichnung für die anormal starke Reaktion unseres vegetativen Nervensystems auf Geräusche (Ängste, Schweißausbrüche, Schlafstörungen).

Morbus Menière. Erkrankung des Innenohrs, die durch anfallsartige Drehschwindel mit Erbrechen, Hörverlust, Ohrensausen und Druckgefühl im Ohr gekennzeichnet ist.

MRT. Abk. für Magnetresonanztomografie, Synonym: Kernspintomografie, kurz Kernspin; bildgebendes Verfahren zur Darstellung von Strukturen im Körperinneren.

Myoklonus. Ein »Muskelkrampf« der Gaumenmuskulatur. Verursacht oft ein rhythmisches Ohrgeräusch mit wechselndem Charakter. Therapie: Muskelentspannende Medikamente, auch Botulinustoxin (ein Muskelblocker).

Negatives Counseling Schlechte und pathologisierende Beratung durch Therapeuten (z. B. »Damit müssen Sie leben«, »Andere Menschen haben auch Tinnitus«, »Ich schicke Sie jetzt zum MRT, um einen Hirntumor als Tinnitus-Ursache auszuschließen«). Eine negative Beratung kann zu einer Tinnitus-Verschlechterung führen bzw. erst einen chronischen Tinnitus entstehen lassen.

Neurotransmitter. Biochemische Stoffe, die die Signalübertragung von einer Nervenzelle zur anderen bewerkstelligen. Die Störung der Neurotransmitterfunktion entlang der Hörbahn ist vermutlich eine Tinnitus-Ursache.

Noiser. Siehe Masker

Objektives Ohrgeräusch. Von außen hörbares Ohrgeräusch, z. B. Geräusche, die durch Strömungsprozesse in den Blutbahnen entstehen.

Ohrdruck. Gefühl erhöhten Drucks in den Ohren, das auf eine Störung des Wasserhaushaltes im Innenohr hinweisen kann.

Otoakustische Emissionen. Abk. OAE; objektives Verfahren zur Messung der Innenohrfunktion. Mittels der OAEs misst man die Beweglichkeit der Haarzellen und kann somit ohne Beeinflussung durch den Patienten die Funktion des Innenohres darstellen. Diese Untersuchung wird bereits beim neugeborenen Säugling angewandt, um das Hörvermögen zu überprüfen.

Ototoxizität. Giftigkeit von Substanzen für das Innenohr; führen zu Schwerhörigkeit, Tinnitus und Schwindel.

Pathologisierung. Dramatisierung eines eigentlich harmlosen Symptoms wie z. B. Tinnitus durch Therapeuten oder auch Laien, sodass der Eindruck einer schweren Krankheit entsteht.

Plastizität. Fähigkeit des Gehirns zum Lernen und zur selbstständigen Durchführung von Reparaturvorgängen. Plastizität des Gehirns ist bis ins hohe Alter hinein möglich. Habituation ist ein Beispiel für Lernvorgang und Plastizität im Gehirn.

Placeboeffek.t Positiv therapeutische Wirkung eines medizinischen Präparates ohne Wirkstoffgehalt.

Pulsierendes Ohrgeräusch. Rhythmisch wiederkehrendes Ohrgeräusch, das auf einen Zusammenhang mit einem krankhaften Prozess der Blutgefäße oder der Halswirbelsäule schließen lässt.

Recruitment. Überempfindlichkeit der Ohren bereits bei geringer Lautstärke, z. B. Geschirrklappern oder Kindergeschrei, infolge einer Innenohrstörung.

Retraining-Therapie. Konzept zur Tinnitus-Therapie. Im deutschsprachigen Raum erweitert und verbessert zur Tinnitus-Bewältigungstherapie.

Ruptur rundes Fenster: Bei pathologischen Druckerhöhungen kann eine Membran zwischen Mittelohr und Innenohr platzen. Die Folgen sind Schwindel und ein Hörsturz. Therapie: Operation und Verschluss der Membran.

Schädel-Hirn-Trauma. Abk. SHT; kombinierte Verletzung von Kopfschwarte, Schädel und Gehirn. Ein SHT kann prinzipiell zu Tinnitus führen, entweder durch direkte Schädigung des Gehirns, durch Schädigung des Innenohres (sogenannte Commotio labyrinthi) oder auch indirekt über eine Verletzung der Halswirbelsäule.

Somatosensorischer Tinnitus. Tinnitus, hervorgerufen durch pathologische Veränderungen im Bereich der Muskeln, der Gelenke, der Halswirbelsäule und des Kiefergelenks.

Sound Enrichment. Beschallung der Umgebung mit Hintergrundgeräuschen.

Subjektives Ohrgeräusch. Ohrgeräusch, das nur der Patient hören kann.

Teilmaskierung. Anwendung eines Geräusches, das leiser eingestellt wird, als der Tinnitus empfunden wird; Grundprinzip der Bewältigungstherapie.

Tensor-tympani-Syndrom. Auch Acoustic-shock-Syndrom, sehr unangenehme Überempfindlichkeit und Missempfindung des Ohres mit Hyperakusis nach einem Knalltrauma.

Tinnitus-Bewältigungstraining. Standardisiertes Training zur Behandlung eines chronischen Tinnitus.

Tinnitus-Instrument. Gerät, das die Funktion eines Hörgerätes und Tinnitus-Maskers kombiniert.

Tinnitus-Team. Ärzte-Team, bestehend aus HNO-Arzt, Psychologe und Hörgeräteakustiker; für die Versorgung von Tinnitus-Patienten im ambulanten Bereich im Sinne eines Disease-Managementprogramms Tinnitus notwendig.

Unbehaglichkeitsschwelle. Lautstärke, ab der Töne und Geräusche als unangenehm empfunden werden.

Literatur

Zum Nachschlagen: Im Buch zitierte Literatur

Qigong
Biesinger E, Kipman U, Schätz S, Langguth B. **Qigong for the treatment of tinnitus: a prospective randomized controlled study.** Journal of psychosomatic research 2010; VOL: 69 (3): 299–304

Somatosensorischer Tinnitus
Biesinger E. **Wenn die Halswirbelsäule den Ton angibt – der somatosensorische Tinnitus.** Forum HNO 2011; (13): 196–211

Schlaf und Melatonin
Hurtug A et al. **Melatonin: Can it stop ringing?** Annals of Otology, Rhinology & Laryngology 2011; 120(7):433–440

Implantierbare Hörgeräte bei Tinnitus
Biesinger E, Mazzoli M. **Middle ear implantable devices in Tinnitus treatment.** In: AR Møller et al. (eds.). Textbook of Tinnitus. Springer Science+Business Media, LLC 2011:613–618

Triggerpunktbehandlung
Gautschi R. **Manuelle Triggerpunkt-Therapie: Myofasziale Schmerzen und Funktionsstörungen erkennen, verstehen und behandeln.** Georg Thieme Verlag, Stuttgart 2010.

Davies C, Davies A, Kierdorf T, Höhr H. **Arbeitsbuch Triggerpunkt-Therapie: Die bewährte Methode zur Linderung von Muskelschmerzen.** Junfermannsche Verlagsbuchhandlung GmbH & Co. KG, Paderborn 2008.

Für Patienten

Deutsche Tinnitus-Liga e.V.: **Tinnitus – Was tun? Eine Informationsbroschüre**

Fleischer, G.: **Gut Hören – Heute und Morgen.** Median, Heidelberg 2000

Hallam, R.: **Leben mit Tinnitus.** Rororo, Hamburg 1996

Holl, M.: **Tinnitus lindern.** Haug, Stuttgart 2015

Kallert, J.: **Mein Partner hat Tinnitus.** Herder, Freiburg 1997

Kellerhals, B.: **Tinnitus-Hilfe.** Karger, Freiburg 2004

Tönnies, S.: **Leben mit Ohrgeräuschen.** Asanger, Heidelberg 2007

Gesunde Ernährung

Burgerstein, U.: **Handbuch Nährstoffe. Vorbeugen und heilen durch ausgewogene Ernährung: Alles über Vitamine, Mineralstoffe und Spurenelemente.** TRIAS, Stuttgart 2018

Hauenschild, B.: **Meine magische Heilküche. Der Zauber aus der Natur: 100 wohltuende Gerichte und Hausmittel.** TRIAS, Stuttgart 2020.

Hunkel, S.: **Essgewohnheiten ändern in 40 Tagen.** TRIAS, Stuttgart 2019

Iburg, A.: **Die einfachste Gesund-Küche aller Zeiten.** TRIAS, Stuttgart 2020

Mehl, V.: **Meine Ayurveda-Familienküche. Gemeinsam isst man glücklicher.** TRIAS, Stuttgart 2020

Schilling, J.: **Kau Dich gesund! Schlank und vital ohne Diät.** TRIAS, Stuttgart 2011

Snowdon, B.: **Intervallfasten. Alle Methoden im Vergleich.** TRIAS, Stuttgart 2018

Summ, U.: **Trennkost. Das Kochbuch für Berufstätige.** TRIAS, Stuttgart 2018

Körpertherapien

Clark, B.: **Das große Yin-Yoga-Buch.** TRIAS, Stuttgart 2018

Haase, S.: **Autogenes Training erlernen & gezielt einsetzen (Hörbuch).** TRIAS, Stuttgart 2019

Höfler, H.: **Feldenkrais. Die besten Übungen für Ihren Alltag.** TRIAS, Stuttgart 2018

Höfler, H.: **Atem-Entspannung. Mehr Energie und Wohlbefinden durch bewusstes Atmen.** TRIAS, Stuttgart 2019

Gössling, H. W.: **Besser schlafen mit Selbsthypnose.** Carl Auer, Heidelberg 2015

Lichtenau, B.: **Feldenkrais für Gesicht & Kiefer (Hörbuch).** TRIAS, Stuttgart 2018

Lichtenau, B.: **Feldenkrais. Sanfte Bewegungen für den ganzen Körper.** TRIAS, Stuttgart 2018

Ohm, D.: **Stressfrei durch Progressive Relaxation.** TRIAS, Stuttgart 2017

Schultz, J.H.: **Autogenes Training – Das Original-Übungsbuch. Die Anleitung vom Begründer der Selbstentspannung.** TRIAS, Stuttgart 2020

Stock, C.: **Meditation. Achtsame Übungen für mehr Gelassenheit im Leben.** TRIAS, Stuttgart 2018

Sun, W.: **Das große Qigong Basisbuch. Erleben Sie die Kraft der sanften Bewegung.** TRIAS, Stuttgart 2020

Wolff, C.: **Heilen mit Yoga. Die Seele stärken bei Burnout, Depression und Ängsten.** TRIAS, Stuttgart 2018

Zur fachlichen Weiterbildung

Feldmann, H.: **Tinnitus.** Georg Thieme Verlag, Stuttgart 1998

Goebel, G. (Hrsg.): **Ohrgeräusche, Psychosomatische Aspekte des komplexen chronischen Tinnitus.** Urban und Vogel, München 2001

Kröner-Herwig, B.: **Psychologische Behandlung des chronischen Tinnitus.** Beltz, Weinheim

Hesse, G. **Retraining und Tinnitustherapie.** Georg Thieme Verlag, Stuttgart 2008

Delp, W., D'Amelio, R., Archonti, C: **Tinnitus. Ein Manual zur Tinnitus-Retrainingtherapie.** Hogrefe, Göttingen 2002

Cramer, A. **Tinnitus. Wirksame Selbsthilfe mit Musiktherapie: Ihr Übungsprogramm auf 2 CDs.** 3. Aufl. TRIAS; Stuttgart 2012

Henry, J., Wilson, P. **Psychological Management of chronic Tinnitus.** Boston: Allyn & Bacon; 2000

Jastreboff, P. J., Hazell, J. P. **Tinnitus retraining Therapy.** Cambridge University Press; Cambridge 2009

Kröner-Herwig, B., Jäger, B., Goebel, G. **Tinnitus: Kognitiv-verhaltenstherapeutisches Behandlungsmanual.** Mit Online-Materialien. Beltz; Weinheim 2010

Langguth, B., Hajak, G., Kleinjung, T. **Tinnitus: Pathophysiology and Treatment (Progress in Brain Research).** Elsevier; München 2007

Møller, A. R. Hearing: **Anatomy, Physiology, and Disorders of the Auditory System. 2 ed.** Academic Press; Waltham 2006

Møller, A. R., ed. **Textbook of Tinnitus.** Springer, New York 2011

Snow, J. B. Tinnitus: **Theory and Management.** PMPH-USA; 2004

Weise, C., Kleinstäuber, M., Kaldo, V., Andersson, G. **Mit Tinnitus leben lernen.** Springer, Berlin Heidelberg 2016

Tyler, R. S. **Tinnitus Treatment. Clinical Protocols.** Georg Thieme Verlag; Stuttgart 2005

Selbsthilfeorganisationen

Die Deutsche Tinnitus-Liga e.V. (DTL)

Die Deutsche Tinnitus-Liga (DTL), gegründet von Hans Knör und lange Jahre geleitet von seiner Frau Elke Knör, hat nach Aussagen vieler Selbsthilfe-Fachleute eine einmalige Form der Organisation in der Selbsthilfe geschaffen, die sie schnell und schlagkräftig auf Veränderungen reagieren lässt. Während viele andere Selbsthilfeverbände noch aufgrund ihrer Struktur in Landes- und Ortsverbände unterteilt sind, hat die DTL eine besonders schlanke Form.

Ein Vorstand, bestehend aus fünf ehrenamtlichen Mitgliedern, eine Geschäftsstelle in Wuppertal mit acht hauptamtlichen Beschäftigten, die teilweise schon seit über zehn Jahren, nunmehr unter der Führung des neuen Geschäftsführers Michael Bergmann, dort tätig sind, sorgen für die Geschicke des Vereins. Über 300 ehrenamtlich aktive Mitglieder, die als Gruppensprecher der über neunzig Selbsthilfegruppen agieren oder sich als Laienberater am Telefon oder vor Ort einsetzen, sind die Basis der ehrenamtlichen Arbeit für die ca. 14 000 Mitglieder.

Über 1000 Fördermitglieder – Wissenschaftler, HNO-ÄrztInnen, Psychotherapeuten, Physiker, Gutachter, TRT-Teams, Schlaf- und Schwindel-Ambulanzen, Hörgeräte-Akustiker und seit Neuestem auch Musiktherapeuten – bilden den fachlichen Unterbau der Informationspolitik der DTL.

Die Weitergabe von Informationen an die Betroffenen und auch an Fachleute ist eine der wichtigsten Aufgaben der DTL, so wie es auch in deren Leitlinien festgeschrieben ist.

Sie fördert die ÄrztInnen-Ausbildung, die Forschung und Lehre – auch durch die Vergabe eigener Forschungsaufträge – seit über 15 Jahren und unterstützt die Basis der Selbsthilfegruppenarbeit auch durch Qualifizierungs-Maßnahmen für Gruppensprecher.

Die Selbsthilfegruppen (SHGen) sind das Aushängeschild der DTL und erhalten von Ihr das nötige Rüstzeug, um auch in einer durch Internet und moderne Technik veränderten Situation erfolgreich bestehen und beraten zu können.

Der ständig wachsende Stamm von wissenschaftlichen und fachlichen Beratern unter den Fördermitgliedern im Fachlichen Beirat der DTL zeigt sich auch in der wachsenden Zahl von Studien, die durch die DTL bzw. den Mitgliedern des Beirats initiiert wurden.

Die DTL war und ist der Motor der wissenschaftlichen Bemühungen um Tinnitus und Co. in Deutschland und sogar in Europa. Viermal im Jahr erscheint seit 25 Jahren das Tinnitus-Forum (TF). Das TF wird mittlerweile in Europa als das Fachblatt für Tinnitus angesehen und hat eine Auflage von ca. 18 000 Stück.

Lobby-Arbeit für Tinnitus-Betroffene

Eine von Anbeginn unermüdliche Lobby-Arbeit durch die Gründer der DTL um Hans Knör und Horst Schleberger sowie vielen weiteren Aktiven tragen jetzt Früchte.

Der Begriff »Tinnitus« hat sich in fast ganz Europa etabliert. Durch den ständigen Einsatz der DTL ist es der Selbsthilfe-Organisation gelungen, das »Krankheitsbild« Tinnitus in seinen unterschiedlichen Formen und der damit verbundenen Problematik der psychosozialen Folgen bei ÄrztInnen, Therapeuten, Behörden und Krankenkassen stärker ins Bewusstsein zu prägen. Diese Bewusstseinsarbeit hat in den letzten Jahren zu einer viel besseren medizinischen und sozialen Versorgung von Tinnitus-Betroffenen geführt. Aber es gibt immer noch Verbesserungsbedarf.

Schon deswegen hat eine schlagkräftige und wirkungsvolle Interessensvertretung im sozialpolitischen Bereich Priorität bei der Lobby-Arbeit der DTL. Die Teilnahme an politischen Veranstaltungen – auch auf europäischer Ebene – zur Vorbeugung und Information sind vermehrt notwendig. Nur so kann einer weiteren Ausbreitung von Tinnitus, psychosozialen Folgen und oft damit verbundener Schwerhörigkeit vermieden werden. Solange die ca. 17 Millionen Hörgeschädigten in keiner Statistik geführt werden, muss um die Anerkennung auf allen Ebenen der Politik mit der Überzeugung eines engagierten Betroffenen gekämpft werden.

Dazu gehört auch die wertvolle Arbeit in den Selbsthilfegruppen (SHGen). Die SHGen sind oft die erste Anlaufstelle für Betroffene. Oft sind diese der erste Kontakt und die erste wirkliche Hilfe zur Selbsthilfe, zumal doch viele Therapeuten aufgrund der unzähligen Gesundheitsreformen zu Lasten der Betroffenen nicht mehr in der Lage sind, die erforderliche, nicht mehr bezahlte Gesprächszeit für den Leidenden zu erübrigen. Für manchen Betroffenen ist deshalb der Austausch in der SHG ein Wiederanfang des Lebens in sozialen Strukturen, nachdem er sich zuvor aufgrund seines unsichtbaren und für andere nicht verständlichen Leidens total zurückgezogen hatte.

Die Mitgliederdienste der DTL

Die vielfältigen Mitgliederdienste der Deutschen Tinnitus-Liga e. V. (DTL) sollen den Betroffenen eine Hilfe sein. Sie reichen von der individuellen, telefonischen Beratung zu therapeutischen oder sozialrechtlichen Fragen durch HNO-ÄrztInnen, Psychotherapeuten und Rechtsanwälte bis hin zur persönlichen Hilfestellung durch Laienberater der Geschäftsstelle der DTL. Weiterhin gibt es Beratungsbüros in Berlin und Leipzig, die gut frequentiert sind und jeweils telefonisch kontaktiert werden können. Nicht zu vergessen sind die über ein Dutzend durch die DTL und deren Fachleute erstellten Infobroschüren rund um den Tinnitus und das Ohr. Diese sind erst vor Kurzem aktualisiert worden und entsprechen insoweit dem derzeitigen Stand von Forschung und Lehre. Die DTL gibt den Betroffenen darüber hinaus konkrete und wertvolle Tipps zur Bewältigung des Alltags.

Last but not least ist die DTL auch im Internet unter

www.tinnitus-liga.de vertreten. Hier werden den Interessierten viele weitere kostenlose Zusatzinformationen geboten.

Die Deutsche Tinnitus-Liga steht in engster Zusammenarbeit mit ihren österreichischen und Schweizer Schwestergesellschaften.

Leider versuchen immer wieder unseriöse Anbieter von Tinnitus-Pillen und Tinnitus-Geräten, mit Betroffenen Geld zu machen. Es ist daher eine der wichtigsten Aufgaben in der Selbsthilfegruppe, mithilfe ihrer wissenschaftlichen Berater Anfragen zu neuen Behandlungsmöglichkeiten und zum Stand der aktuellen Forschung zu beantworten.

Aus diesem Grund hat die Deutsche Tinnitus-Liga einen wissenschaftlichen Beirat gegründet, der neue Therapien kritisch beurteilt. Mitglieder dieses Beirats sind auch in der Lage, ähnlich der Stiftung Warentest, unabhängig von den Herstellern Tests und Studien durchzuführen.

Wichtige Adressen

In Deutschland

Deutsche Tinnitus-Liga (DTL) e. V.
Postfach 210351
Am Lohsiepen 18
42353 Wuppertal (Ronsdorf)
Telefon: (0202) 24652–0
Fax (0202) 2465220
E-Mail: dtl@tinnitus-liga.de
Info-Telefon: (0190) 250205
http://www.tinnitus-liga.de

Deutscher Schwerhörigenbund e. V. (DSB)
www.schwerhörigen-netz.de

Vereinigung Akustikusneurinom e. V.
https://www.akustikus.de/de/

Verband Deutscher Druckkammerzentren e. V. (VDD)

https://www.vdd.de/
In diesem Verband sind alle Druckkammern vertreten, die seriös und mit der nötigen Sicherheitstechnik arbeiten. Die Mitglieder unterwerfen sich strengen Sicherheitsauflagen und arbeiten an der wissenschaftlichen Auswertung der Behandlungsergebnisse. Fordern Sie eine Liste der angeschlossenen Druckkammern unter dieser Adresse an.

In Österreich

Österreichische Tinnitus-Liga (ÖTL)
Schmetterlingstr. 6
6020 Innbruck
Telefon und Fax: (0043) 6769152179
E-Mail: info@oetl.at
http://www.oetl.at/

In der Schweiz

Schweizerische Tinnitus-Liga (STL)
Badenerstr. 731
8048 Zürich
https://www.tinnitus-liga.ch/

Akupunktur

In Deutschland

Deutsche ÄrztInnengesellschaft für Akupunktur e. V.
https://www.daegfa.de/Home.aspx

In Österreich

Österreichische Gesellschaft für Akupunktur
http://www.akupunktur.at/

In der Schweiz

Schweizerische ÄrztInnengesellschaft für Akupunktur und TCM
https://tcm-fachverband.ch/

Hypnose

In Deutschland

Arbeitsgemeinschaft für Hypnosetherapie e. V.
https://www.ag-hypnose.de/

Manuelle Therapie, ÄrztInnenorganisationen

In Deutschland
Deutsche Gesellschaft für Manuelle Medizin (FAC) e.V.
https://www.dgmm.de/

In Österreich
Österreichische Gesellschaft für Manuelle Medizin
http://www.manuellemedizin.org/

In der Schweiz
Schweizerische Gesellschaft für Manuelle Medizin
https://www.samm.ch/de/

Physiotherapeuten

In Deutschland
Deutscher Verband für Physiotherapie
https://www.physio-deutschland.de/mitglied-werden.html

In Österreich
Bundesverband der diplomierten Physiotherapeutinnen (ÖPV)
https://www.physioaustria.at/

In der Schweiz
Schweizer Verband der Physiotherapeuten physioswiss
https://www.physioswiss.ch/de

Psychologie

In Deutschland
Berufsverband deutscher Psychologinnen und Psychologen (BDB)
https://www.bdp-verband.de/

In Österreich
Berufsverband österreichischer Psychologinnen und Psychologen (BÖP)
https://www.boep.or.at/

In der Schweiz
Föderation Schweizer Psychologinnen und Psychologen (FSP)
https://www.psychologie.ch/

Nützliche Internetadressen

Aktuelle Informationen über Morbus Menière:
https://www.hoer24.de/morbus-meniere/

Tests zur Diagnostik eines somatosensorischen Tinnitus

https://www.youtube.com/watch?v=iuX_UiUms-M

Soundbridge®:

https://www.medel.com/de/hearing-solutions/vibrant-soundbridge

Psychologische Hilfe

https://www.psychenet.de/de/ (Deutschland)

https://www.neurologen-und-psychiater-im-netz.org/startseite/

Kriseninterventionszentren in der Schweiz an den Psychiatrischen Kliniken
http://kriseninterventionschweiz.ch/

Menière-Selbsthilfe

https://www.kimm-ev.de/

Stichwortverzeichnis

A
Ablenkung 97, 100, 117, 129, 130, 165, 180, 181
Adrenalin 32, 160
Akupunktur 93, 98, 168, 169, 170, 172, 175, 186
Akustikusneurinom 48, 186
Alarmreaktion 31, 32
Alexander-Technik 163, 164
Alkohol 21, 98, 150
Altersschwerhörigkeit 20, 44, 48, 71
Amboss 24
Angst 17, 32, 33, 36, 39, 56, 64, 91, 97, 107, 113, 115, 134, 159
Angstreaktion 33
Angststörung 180, 181
Atemtherapie 164
Atlas 81, 82, 83
Audiogramm 68, 69, 180
Audiometrie 68, 70
Aufmerksamkeit 31, 32, 33, 99, 117, 152
Aufmerksamkeitsumlenkung 99, 145, 180
Aurikulotherapie 170
Ausdauertraining 160
Ausfallsschwindel 63
Autogenes Training 164
Ayurveda 170, 171

B
Bach-Blütentherapie 171
Belastungsuntersuchung 161
BERA 180
Beschallung 17, 20, 21, 36, 69, 182
Blutarmut 52
Blutdruck 45, 50, 57
Blutkörperchen 44, 52, 96, 121
Brummen 29, 31, 70, 110

C
Cochlea-Implant 128
Counseling 113, 180, 182

D
Defokussierung 99, 180, 181
Depression 12, 57, 61, 78, 91, 115, 180, 181
Desensibilisierung 136
Deutsches Behandlungskonzept 114
Deutsche Tinnitus-Liga (DTL) 184, 186
Dezibel (dB) 18
Diabetes mellitus 46
Diagnostik 24, 31, 51, 53, 55, 57, 58, 67, 68, 70, 75, 78, 81, 83, 84, 86, 99, 106, 107, 109, 111, 113, 114, 115, 130, 134, 135, 140, 142, 146, 148, 154, 155, 170, 171, 180
Diskothek 21, 36
Druckgefühl 53, 60, 85, 182
Druckkammerbehandlung 123
Durchblutungsstörung 46, 98, 118

E
Eisanwendung 86
Elektrotherapie 171
Endorphine 159, 160
Entspannungstherapien 157, 163
Erbrechen 60, 64, 182
Ernährung 98, 159, 164, 168
Eustachische Röhre (siehe auch: Tuba Eustachii; Ohrtrompete) 25

F
Fehlhaltung 84
Felsenbeinbruch 44
Filter 23, 35, 151
Formatio reticularis 30
Frequenz 38, 68, 72
Fußreflexzonenmassage 93, 172

G
Gefäßveränderungen 50
Gehirnaktivität 156, 164
Gehirnerschütterung 48
Gehörgang 23, 24, 25, 54, 75, 126, 128, 130, 131, 133, 135, 139, 171
Gehörknöchelchen 24, 47, 49, 90, 125, 126, 127, 128
Gehörschutz 47, 136, 166
Genusstraining 99, 100, 165, 166, 181
Geräuschüberempfindlichkeit 41
Gereiztheit 57
Gleichgewichtsorgan 62, 63, 181
Gleichgewichtsstörungen 48, 62, 64, 65, 145
Gruppentherapie 115

H
Haarzelle 26, 27, 28
Habituationstraining 115
Halswirbelsäule 23, 45, 54, 65, 81, 82, 83, 84, 85, 86, 101, 141, 143, 144, 145, 146, 154, 162, 175, 182, 183
Hämangiom 45, 51
Hammer 24
Hämoglobin 121
Heilkräuter 156
Herz-Kreislauf-Störung 161
Herzrhythmusstörung 29, 50
Hinter-dem-Ohr-Gerät (HdO-Gerät) 131
Hirndruck, gesteigerter 51
Hirnhautentzündung 72
Hirnstamm 30, 31, 32, 65
Hirnstammpotenziale 72
Hochtonschwerhörigkeit 7, 71
Homöopathie 98, 172, 173
Hörbahn, zentrale 30, 32, 72, 73, 75, 96, 118, 124, 181, 182
Hörempfindung 38
Hörgerät 124, 125, 126, 130, 138
Hörgeräteanpassung 125, 126, 138
Hörnerv 27, 29, 36, 38, 177, 180
Hörprüfung 36, 69, 138, 180
Hörschnecke 25, 26, 28, 45, 46, 48, 62, 125, 127, 128, 180
Hörsturz 44, 46, 96, 98, 112, 121, 180, 181, 182
Hydrops 60, 70, 181
Hydrotherapie 166
Hyperakusis 41, 57, 69, 135, 136, 181
Hypnotherapie 173

I
Immunkomplex 50

Innenohr 17, 25, 27, 36, 41, 46, 47, 50, 60, 62, 68, 69, 72, 98, 118, 124, 160, 181, 182
Innenohrschwerhörigkeit 44, 46, 48, 49, 50
Ionenpumpe 28, 41

J
Jugular-outlet-Syndrom 45, 51

K
Kaumuskel 52
Kiefergelenk 23, 54, 81, 84, 86, 146, 175, 182
Kinesiologie 141, 146, 174
Klangtherapie 136
Knalltrauma 47, 55, 96, 121, 181
Konzentrationsstörungen 33, 78, 107, 152, 156, 169
Körperhaltung 163
Körpertherapie 152, 162, 163, 164, 166, 173
Kortison 61, 70, 96, 97, 112, 120
Kraniosakrale Technik 174
Kreislaufkrankheiten 50

L
Lärmschaden 21, 26
Lärmschutz 20, 21
Lärmschwerhörigkeit 44, 47
Lärmtrauma, akutes 44, 47, 121
Lautstärke 18, 72, 73, 84, 86, 123, 132, 133, 135, 136, 182, 183
Lidocain 62, 142, 171

M
Magnetresonanztomografie (MRT) 75, 182
Magnetstimulation 76, 116, 181
Manualtherapie 85, 144
Masker 72, 97, 130, 131, 133, 181, 182
Massage 175
Medikament 10, 40, 44, 110, 142
Meditation 158, 166, 167
Melatonin 156, 157, 183
Menière-Krankheit 60
Mittelohr 23, 24, 49, 52, 53, 54, 61, 62, 68, 69, 90, 119, 120, 126, 181
Mittelohrentzündung 44, 49
Motormechanismus 27, 28
Motortinnitus 29
Musik 17, 21, 34, 59, 90, 100, 129, 136, 149, 150
Muskelrelaxation nach Jacobson 157

N
Nervensystem 31, 32, 56, 93, 164, 166
Neuraltherapie 101, 175
Neuroleptika 156
Neurotransmitter 26, 76, 182
Nikotin 28, 98

O
Ohrensausen 36, 136, 152, 158, 163, 176, 182
Ohrenschmalz 23, 25, 139
Ohrmuschel 23, 131, 139, 181
Ohrmuschelgerät 135
Ohrtrompete 24, 25, 49, 52
Osteopathie 141, 142, 174, 175
Otosklerose 44, 48, 49

P
Panikattacken 57, 108, 148
Parazentese 123
Paukenröhrchen 54, 62
Perilymphe 50
Physiotherapie 187
Placeboeffekt 119, 169, 182
psychische Störungen 61, 78
Psychotherapie 115, 157, 173

R
Rauchen 57
Rauschen 16, 29, 35, 39, 49, 51, 53, 71, 91, 107, 130, 131, 132, 133, 134, 135, 136, 149, 181
Rauschgerät 131
Recruitment 182
Residuale Inhibition 29, 68, 130
Retraining-Therapie 36, 182
Richtungshören 23

S
Sauerstoff 46, 96, 121, 122
Sauerstoffmangel 154, 181
Sauerstofftherapie 46, 98, 121, 122, 123, 181
Schall 128
Schalldruck 24
Schallwelle 23, 90
Schlaf 33, 57, 91, 134, 147, 148, 149, 151, 152, 154, 155, 156, 160, 183, 184
Schlaflabor 154, 155
Schlafmittel 151, 156
Schlafstörung 151, 155
Schleudertrauma 143, 144
Schnarchen 54, 154, 155
Schwellung 53, 70
Schwerhörigkeit 6, 17, 24, 47, 48, 53, 60, 64, 70, 72, 113, 124, 125, 126, 133, 138, 139, 176, 177, 180, 181, 182, 185
Schwindel 55, 57, 60, 61, 63, 64, 65, 82, 100, 154, 181, 182, 184
Schwindeltraining 63
Selbsthilfe 7, 136, 184, 185
Selbsthilfeorganisation 7
Shiatsu 175
Signalübertragung 29, 76, 142, 182
Sinneszelle 27
Sport 85, 150, 159, 160, 161, 167
Spurenelemente 159
Stapedius-Reflex 69
Steigbügel 24, 49, 52
Stille 12, 16, 99, 113, 132, 159
Stress 11, 17, 18, 40, 41, 56, 57, 58, 59, 73, 79, 98, 108, 112, 151, 164, 167
Stressreaktion 56, 57, 152
Strömungsgeräusch 51
Synapse 27, 29

T
Tai-Chi 167
Therapeut 141, 157, 174
Ticken 24, 52
Tieftonhören 26
Tinnitus-Bewältigungstherapie 72, 92, 106, 109, 128, 134, 135, 180, 181, 182, 183
Tinnitus-Bewältigungstraining 183
Tinnitus-Team 183
Tonhöhe 84, 86
Trainingsherzfrequenz 160
Transformation 25
Transmitter 27

Trommelfell 23, 24, 38, 47, 52, 62, 90, 123
Tuba Eustachii 52
Tubenfunktionsstörung 52, 53
Tympanometrie 68, 69

U
Überforderung 58, 98, 134
Ultraschall 75
Unbehaglichkeitsschwelle 69, 183

W
Wattestäbchen 25
Wirbelsäule 51, 85, 154, 174

Y
Yoga 158, 164, 166, 167, 170

Bibliografische Information der Deutschen Nationalbibliothek
Die Deutsche Nationalbibliothek verzeichnet diese Publikation in der Deutschen Nationalbibliografie; detaillierte bibliografische Daten sind im Internet über http://dnb.d-nb.de abrufbar.

Programmplanung: Katja Liese
Projektmanagement: Anja Bippus
Redaktion: Sabine Ilg
Bildredaktion: Christoph Frick

Umschlaggestaltung und Layout:
CYCLUS · Visuelle Kommunikation, Stuttgart

Bildnachweis:
Umschlagfoto und Bild S. 3: Simone Schneider, Stuttgart
Fotos im Innenteil: S. 14 © fotofuerst/stock.adobe.com, S. 42 © Baharlou/stock.adobe.com, S. 66 © leungchopan/stock.adobe.com, S. 94 © Tokiwa Masato/stock.adobe.com
Autorenfoto: C. Schätz, Surberg
Zeichnungen: Karin Baum, Paphos/Zypern, Christine Lackner, Ittlingen

Die abgebildeten Personen haben in keiner Weise etwas mit der Krankheit zu tun.

3., überarbeitete Auflage 2021

TRIAS Verlag in Georg Thieme Verlag KG
Rüdigerstraße 14, 70469 Stuttgart, Germany
www.trias-verlag.de

Printed in Germany

Satz und Repro: Fotosatz Buck, Kumhausen
Gesetzt in Adobe Indesign CS6
Druck: AZ Druck und Datentechnik GmbH, Kempten

Gedruckt auf chlorfrei gebleichtem Papier

ISBN 978-3-432-10938-1 1 2 3 4 5 6

Auch erhältlich als E-Book:
eISBN (ePub) 978-3-432-10939-8

Wichtiger Hinweis: Wie jede Wissenschaft ist die Medizin ständigen Entwicklungen unterworfen. Forschung und klinische Erfahrung erweitern unsere Erkenntnisse. Ganz besonders gilt das für die Behandlung und die medikamentöse Therapie. Bei allen in diesem Werk erwähnten Dosierungen oder Applikationen, bei Rezepten und Übungsanleitungen, bei Empfehlungen und Tipps dürfen Sie darauf vertrauen: Autoren, Herausgeber und Verlag haben große Sorgfalt darauf verwandt, dass diese Angaben dem Wissensstand bei Fertigstellung des Werkes entsprechen. Rezepte werden gekocht und ausprobiert. Übungen und Übungsreihen haben sich in der Praxis erfolgreich bewährt.

Eine Garantie kann jedoch nicht übernommen werden. Eine Haftung des Autors, des Verlags oder seiner Beauftragten für Personen-, Sach- oder Vermögensschäden ist ausgeschlossen.

Geschützte Warennamen (Warenzeichen®) werden nicht immer besonders kenntlich gemacht. Aus dem Fehlen eines solchen Hinweises kann also nicht geschlossen werden, dass es sich um einen freien Warennamen handelt.

Wo datenschutzrechtlich erforderlich, wurden die Namen und weitere Daten von Personen redaktionell verändert (Tarnnamen). Dies ist grundsätzlich der Fall bei Patienten, ihren Angehörigen und Freunden, z. T. auch bei weiteren Personen, die z. B. in die Behandlung von Patienten eingebunden sind.

Thieme nennt Autorinnen und Autoren konkrete Beispiele, wie sich die Gleichstellung von Frauen und Männern sprachlich darstellen lässt. Wo im Text (z. B. aus Gründen der Lesbarkeit) nur das generische Maskulinum verwendet wird, sind alle Geschlechter gleichermaßen gemeint.